健常と病のはざま

統合失調症を読み解く

北山 大奈 著

プリメド社

目次

統合失調症の発病と経過の諸説

〝疾患〟としての統合失調症

I

統合失調症が〝疾患〟になるまで

●ごくありふれた病気

たいていの市民は、統合失調症という病名は知っているだろう。おぼろげながらでもイメージは持っているだろう。

そのイメージをもとに、統合失調症は嫌いだと言うだろう。「幸い今まで縁がなかったが、好きではないね」、「食わず嫌いだね」と言う人が多数なのではないかと想像する。

統合失調症の人を意識して観察したことはないとして、この病気の人と出会ったことがない人はいないはずだ。なぜなら、統合失調症は人口の一％弱の人が発病しているごくありふれた病気であるからだ。

一％ということは、葬儀の弔問客、電車の乗客、百人の人が集まっているところを思い浮かべるなら、そこには統合失調症の人が一人くらいはいるということだ。

この発生率一％弱は日本を含め、地球上のどの地域においても変わりがない。文化や民族、教育制度、貧富などの属性を問わない。

海外では

●存在しない病気だった

ところが、信じられないことだろうが、この病気は一九世紀になるまで存在していなかったのだ。古代から存在が認められていた精神病は「躁（マニー）」と「うつ（メランコリー）」、（併せれば「躁うつ」）だけであった。

アメリカの統合失調症についての泰斗トーリー・ＥＦは「古代の書物を熟読すればするほど、定型的な統合失調症の症例をはっきり記載している書物はないことが明白になる」と述べている（『分裂病と現代文明』、一九八三）。

同じく権威者の一人ゴッテスマン・ＩＩは、「古代シュメール、バビロニアには、統合失調症に特徴的な症状の狂気についての記録は見られない。古代の文献には統合失調症の記載は認められない。ヒポクラテス、ソクラテスの時代には、てんかん、躁病、メランコリー（うつ病）といった統合失調症以外の精神・神経疾患の記載があるが……」と書いている（『分裂病の起源』、一九九二）。

しかし、この病気が一九世紀まで存在していなかったと書くのは正しくない。病気であるとはされなかったが、一八世紀以前にも、今なら統合失調症といわれる人たちは存在していた。正しくは、この人たちを病気として扱う風潮がなかったと書くべきなのだ。あるいは存在していたが、統合失調症という病名が存在しなかったというべきなのだ。

●マッドと呼ばれていた

史実ではヨーロッパには、一七世紀から一八世紀にかけて、精神に変調をきたした市民が突如急増したとされている。この人たちが病人でないのなら何者であるのか。西欧で古来、マッドと呼ばれていた人たちがそうである。病人ではなく、「マッド（の人）」であった。増加した精神変調の市民のなかには統合失調症が少なからず含まれていたと想像される。

邦語では、マッドを「狂気」と訳すことが定着している。マッドを狂気と訳すのは誤訳だ。しかし慣用にならって本書でも、「狂気」を用いることにする。

一八〇九年、フランスのピネルとイギリスのハスラムらは、マッドといわれている人々を観察し、そのなかに共通する状態の人たちが存在することに注目した。ハスラムらは、この人たちは「精神の病気」であると考えた。この考えは画期的なことだった。これを契機に精神の異常に新たなカテゴリが誕生したからである。

古代バビロニアでは、マッドの人の変わった言動は悪魔に取り憑かれた結果であると考えられていた。紀元前一四〇〇年ごろのヒンズー教の書物には、悪魔の犠牲者であるとされていたという。

キリスト教が広まると、ヨーロッパでは狂気の原因は信仰心の欠如にあるとする考えが広まった。狂気の人は教会から迫害の対象とされるようになった。

ピネルは収容施設に閉じ込められていた人たちを鎖から解いたことで後世に名を遺した人でもある。ピネルの行為は、当時の世論に果敢に挑戦した画期的なことだった。それはヒューマニズムの発露や科学の進歩の見方のみでは捉えきることができない社会の変化に影響を受けた行動であった。

●収容所に医師が関わり始めた

今でいう医師、医療を業（なりわい）とする人々が現れたのは一千年くらい前からだ。西欧では、中世までは医療は市民生活の隅っこにあった。日本でも医療者は士農工商からなる社会体制の圏外に位置していた。

医療は近世になって対象とする範囲が拡大し、発展した。医師たちは他の職業者の領域を侵食し、自分たちの縄張りを拡大していった。西欧では、外科系の仕事を理容業者から奪った。まじない師から内科系の仕事を奪った。料理人から保健の領域を浸食した。

近代になると医療は、経済社会の重要な一翼を担うようになった。社会の中央近くの位置を占めるようになった。

内科外科に比すと精神科医療の歴史はさらに短い。西欧では、躁うつ以外の精神障害も病気であるとの考えが承認され始めたのは、前述したようにわずか二百年ほど前からのことだ。精神障害に対応する役割を、医療の中へ取り込んだのも同じ流れに沿ったことだ。

ヨーロッパで最初にマッドの人たちの施設が作られたのは一五世紀スペインのサラゴサであるとされている。それは医療施設ではなく、収容所であった。収容施設は使われなくなってうち捨てられていた古城や宗教施設が利用されることが多かったらしい。収容所の設立と運営は地域の有力者(領主)か宗教家(修道士)が行っていた。劣悪な生活環境であったので閉じこめられた人たちには健康を害する人が多かった。その事情から収容者の世話の担い手に医師が加わるようになったのだろうと想像される。一六世紀頃から施設の運営に医師が携わることが当然となった。

●スキゾフレニアの病名が提唱された

ピネルとハスラムらによって精神障害に躁うつ以外のカテゴリが設けられたことから、マッドとされた人たちのなかから、精神の病気の人が分離される時代が始まった。その流れは徐々にであったが、着実に進行した。ピネルとハスラムらにその意図はなかったが、結果は精神病者を人里離れた魔の山の番人の手から、町中の医者の手へ移すことになった。それから、約二十年の間、新しいカテゴリに属する病名が次々と作られる時代になった。統合失調症の概念が生まれたのもその一環だった。

一八五六年フランス(ベルギーとも伝えられている)のモレルが「デメンチア プレコックス」の病

名を編み出した。日本には「早発痴呆」と訳されて紹介された。「早発痴呆」は、統合失調症の源病名であるが、いかにも直訳風の用語である。日本語には馴染みにくかったこともあり、広まらなかった。

ドイツのヘッカーは、この病が若者に発病するという特徴に着目して、一八七一年「へべフレニー」という病名を考え出した。へべフレニーは日本では「破瓜（はか）病」と訳された。破瓜は思春期を意味することばだ。

一八七四年カールバウムは「カタトニー（カタトニア）」の病名を残した。カタトニーの邦訳語は「緊張病」とされた。

「緊張病」に代わる邦訳語は生まれなかったので、日本では緊張病の病名が今日も使われ続けている。

近年はこの訳語は使わず、原語の「カタトニー」もしくは「カタトニア」と表記されることが多くなっている。

ドイツに卓越した観察眼をもった精神科学者クレペリンが現れた。クレペリンは、それまで症状に目が向けられていた精神疾患を、経過の面に注目した。

クレペリンは、この病が人生早期に発病し、発病すると進行的に痴呆に向かうことが特徴であるとしてモレルの考えを発展させた。一八九九年に、破瓜病、緊張病、妄想性痴呆の三群は一つの疾患単位であると考え、改めて「デメンチア　プレコックス」と命名した。

クレペリンが、「デメンチア プレコックス（早発痴呆）」の概念を主張した目的は、精神障害を経過としてとらえるとともに、それまで唯一の精神障害とされてきた躁うつ病と対比する新たな疾患を定義することであった。クレペリン以後、（マッドを病気と考えないことにするなら）世にある精神病は二つになった。

クレペリンの功績と影響力は偉大であったが、彼の提唱はすぐに社会に受け入れられたわけではなかった。古くから市民が馴染んできた考えが、クレペリンの見解に置き換わったわけでもない。従来の考えは単一精神疾患論と呼ばれて、今もなお息をつないでいる。

スイスのオイゲン・ブロイラーは、この病気の経過を見ると、患者は必ずしも痴呆になるわけではないから、「デメンチア プレコックス（早発痴呆）」の病名はふさわしくないと考え、「スキゾフレニア（シゾフレニー）」の病名を提唱した。

「スキゾフレニア（統合失調症）」が国際的に承認されたのは、二〇世紀になってからだ。ＷＨＯに九ヵ国の精神病研究者が集まり、統合失調症が一つの症候群であるとの意見の一致をみたのは、今から半世紀ほど前一九七三年のことだ。

日本では

●悪霊に取り憑かれた人たちだと……

日本にもマッドに相当する市民がいた。「たぶれ」、「ものぐるい」、「つきもの」はそれらの人たちを指すことばだ。このなかには、今でいう統合失調症の人が含まれていたと想像される。

「たぶれ」、「ものぐるい」、「つきもの」は得体の知れない力によって狂わせられた被害者だと考えられていた。そのため、逸脱した行為の責任は本人にはないとされた。この考えは大宝律令にも見ることができる日本の伝統的な思想だ。これに近代になって西欧から伝わった脳機能障害の考えが加わり、精神障害による犯罪は責任を問われない、問われても刑が軽減されるという刑法の規定となって現代にも引き継がれている。

九八五年には冷泉天皇の妃昌子が、京都岩倉の大雲寺の湧き水を飲用したところ、異常言動が消退したとの言い伝えが残っている。その後には後三条天皇の皇女佳子についても同様の故事が残っている。

当時にはこれらの貴人が精神病の患者であるとか、病気の治療の目的で霊水を飲んだという認識はなく、悪霊に取り憑かれた人を、仏の力でまともな世界へ取り戻すための、まじないというべき宗教行為であった。

日本では、強欲、うぬぼれ、不心得などがたたって、つらみ、ねたみを招き、その結果が「ものぐるい」を招いた理由であると考えられていた。この考えが精神障害者への差別の思想につながったと想像されている。

●宗教家が保護と祈祷をおこなっていた

江戸時代までの精神障害者に対する保護は宗教家が担っていた。人を狂わせる魔力よりも仏力のほうが勝るという考えがあったとされている。

精神障害者への対応は、「不思議境を観ぜよ」と教える仏教理論のみにもとづいたものばかりでないように思われる。当時の民百姓は、髪を結うのにわらでくくるようにと定められていたほどの貧しい生活の時代であることを考えると、仏教者がものぐるいの庶民を慈悲の心で世話をしていたことは、当時の民度と人権意識は相当に高い水準であったことが想像される。

精神障害者の保護事業をおこなっていた寺院は、京都岩倉の大雲寺、岡崎の光明山順因寺、大阪泉州七山の浄見寺、東京の長久寺、市川の法華経寺、富山県大岩山の日石寺などが有名だ。これらの寺院が母体となって、後に精神科医療機関が設立され、現在も続いているところが少なくない。

業病が悪霊のせいであるとか、たたりに起因すると解釈することは精神現象に限られたことではない。身体病についても同じであった。高僧を招いて祈祷によって疫病を追い払うことは、源氏物語の時代から江戸時代まで一般におこなわれていた。

●「癲狂」という病気と考えられていた

江戸時代になって、一部の医家の間では精神障害は病気であるとする認識が芽生え始めた。そのような認識の医師はこの病を癲狂（てんきょう）と呼んでいた。癲狂の分類の中に剛狂、柔狂という病名が残っている。剛狂は現代の緊張病型（カタトニー）、柔狂は破瓜型の統合失調症を指していたとされている。

江戸時代の後半になると社会秩序を維持するための諸制度が整ってきた。それにともなって社会の仕組みに適応できず浮浪する人々が目立つようになった。

その頃から一般市民にも精神障害を病気と考える風潮が広まり始めた。癲狂の人たちのために篤志的な薬師（くすし）と呼ばれていた医家が収容治療所を開く動きが始まった。しかしそれはごく一部の地域のことであった。

●宗教から医療に対応が替わった

明治の初め西欧の考えが伝わってきた。精神障害者への対応は専ら医療者が担うという西欧と似た流れが、明治になって日本でも始まった。精神障害者の棲み家は、宗教者の世界から医療の世界へと引っ越しをしたのだった。

しかし、引っ越しは短期間で完了したわけではない。明治の初期には、精神障害者は病気の人というよりも、変わった人という認識にあった。法文や行政書類に用いられていた公式の呼称は「狂癲（きようてん）人」、「瘋癲（ふうてん）人」であった。

明治時代には精神科病院は癲狂院と呼ばれていた。そこで用いられていた一五の病名は、躁狂、偏狂などすべて「○○狂」となっていた。

本来、狂の文字には軽蔑の意味はないのだが、そのような施設で精神障害者に接する人たちや市民の多くは、精神障害に狂ということばを充てることに嫌悪感を持っていた。

明治期に東大教授であった呉秀三は一九一七年「○○狂」の呼び名を廃止し、すべて「○○病」と改めた。

●「精神分裂病」という病名が広まる

西欧から伝えられた「デメンチア　プレコックス」と「スキゾフレニア」を、病名として邦語で表現するために、多くの訳語が提案された。そのなかで、最も受け入れられたのが「精神分裂病」とする案だ。この病名は、提唱されると、短期間のうちに広まった。精神分裂病には狂の文字が含まれていないので、差別感の薄い用語であるところが大きかった。

明治から大正時代に長崎医専の教授であった石田昇は教科書『新撰精神医学』の第六版（一九一五（大正四）年）に「分裂病」の用語を採用した。石田は自身が分裂病だった。後にアメリカ留学中に重症となった。妄想から殺人事件を起こして帰国させられ、かつての職場であった松沢病院へ入院し、早世した。悲劇の精神医学者として有名になった人だ。

一九三七（昭和一二）年の日本精神神経学会（日本の精神医学領域で最も権威がある学術組織）はスキゾフレニアの邦語訳を「精神分裂病」とすることを決めた。以来この用語が日本の公式の病名となった。日本で、精神分裂病が疾病の仲間入りをしたのは、西欧から一六〇年遅れてのことだった。

これは単に病名が変わったことにとどまらず、精神障害に対する社会的評価に変更が求められることになった。なぜなら、「狂」は精神変調がその人に帰属している表現であり、「病」は精神変調が疾病に帰属している表現だからだ。社会的評価の変更とは、異常言動を、「属病行為」と「属人行為」に分けることだからだ。

刑事罰を挙げれば理解されるだろう。犯行が属病行為と判断されるなら処罰は免除される。あるいは軽減酌量の対象となる。しかし、属人行為であると判断されるなら、処罰減免の対象とはされない。西欧的に表現するなら、その行為はマッドの人ゆえであるのか、その人がクレージーになったからであるのかである。その区別は難題である。

癲狂院の名も廃止された。明治二〇年頃から精神病院、脳病院と呼ばれるようになった。

●「統合失調症」の病名に変わった

明治に生まれ、大正になって定着した「精神分裂病」の呼称は、平成になってから偏見と差別につながるとの批判が強くなった。二〇〇二年に「統合失調症」に変更され、現在に至っている。統合失調症の研究は発展途上にある。統合失調症の病名が今後いつまで使われ続けられるのかの見通しは定かではない。

もう一段階、研究が進んだときには、定義や診断基準が大きく変わるだろうと考えている精神科医は少なくない。風祭元日本精神神経学会理事長が編集した『統合失調症』（日本評論社、二〇〇五年）には、現在出されている多くの課題への答が揃う時点で、統合失調症という診断名は消失しているだろうとの予測を風祭は述べている。その理由について、本書ではおいおい説明してゆく。

II 医学的な考え方

●説明できない不思議な病気

統合失調症という病気が存在していることは現代人の常識の一つになっている。

しかし市民に、「統合失調症はどのような病気ですか」と説明を求めると返事につまる。答えることができない。

一般市民だけではない。専門医を名乗っている人も同じだ。専門医も、専門医の組織である学会もこの質問に答えることができない。精神障害対策を担っている厚生労働省も、この病気の定義をつけあぐねている。統合失調症は、存在しているが、実体は誰も知らないという不思議な病気なのだ。

それにもかかわらず、診断は行われている。なぜ診断は可能なのか、不思議に思われるだろう。診断する人たち（精神科医）の間に「診断基準の申し合わせが成立している」からだ、というのがその答えだ。

国によって、また同一国家内であっても、医師が所属する学派グループ（学閥）によって診断基準には違いがあった。基準がまちまちであると、国や学派が異なる医師たちが会したとき、議論が噛み合わない事態になる。その不便を解消し、研究を進展させるために、共通の定義を設けようという機運が起きた。診断基準のすり合わせが行われた。その結果、現在はアメリカで提唱されたDSMと国連世界保健機関が提唱するICDの二つに集約されている。この二つの診断基準を「国際基準」と呼ぶことにする。国際基準の提唱される以前の診断基準を「旧来型基準」と呼んで区別することにする。

現在は、日本を含め、欧米の影響を受けた地域では、DSMとICDにもとづいて統合失調症の診断がなされるのが主流だ。

●国際診断基準

DSMとICDは数年ごとに改訂が進められている。現在ICDは一〇版、DSMは五版となっている。この二つの診断基準の改訂は協調的に進められてきたので、DSMとICDの間には大きな違いはない。

国際診断基準の特徴は、診断の根拠を患者の言動（症状）のみに置くことだ。

次にDSMが挙げる統合失調症についての診断基準を紹介する。文章が生硬なのは、英文を直訳したものを引用したからだ。

◆コラム　DSM-5の診断基準

A　以下のうち二つ（またはそれ以上）が、それぞれ一ヵ月の期間（治療が成功した場合はより短い）ほとんどいつも存在している。

①　妄想
②　幻覚
③　まとまりのない会話
④　ひどくまとまりのないまたは緊張病性の行動
⑤　陰性症状、（例：感情表出の減少や意欲欠如）すなわち感情の平板化、思考の貧困、または意欲の欠如

B　障害の始まり以降の大部分の期間で、仕事、対人関係、自己管理などの面で一つ以上の機能が病的に獲得した水準より著しく低下している（あるいは、小児期や青年期の発症の場合、対人的、学業的または職業的な期待される水準に達することができずにいる）。

C　障害の持続的な徴候が少なくとも六ヵ月間存在する。この六ヵ月の期間には、基準Aを満たす各症状（すなわち、活動期の症状）は少なくとも一ヵ月（または治療が成功した場合はより短い期間）存在しなければならないが、前駆期または残遺期の症状の存在する期間を含んでもよい。これらの前駆期または残遺期の症状の期間では、障害の徴候は陰性症状のみか、もしくは基準Aに挙げられた症状の

二つまたはそれ以上が弱められた形（例：風変わりな信念、異常な知覚体験）で表されることがある。

D　（除外条件）統合失調症性感情障害とうつ病または双極性の精神病性の特徴を伴うものが、以下の理由で除外されていること。

（1）活動期の症状と同時に、大うつ病、躁病のエピソードが、発症していない。

（2）活動期の症状中に気分障害のエピソードが発症していた場合、それらは活動期および残遺期の合計より短い。

E　障害は、物質（例：乱用薬物、投薬）、または精神医学的効果やその他の医療的状態によるものではない。

F　自閉症スペクトラム障害やコミュニケーション障害の既往歴があれば、統合失調症の追加診断は、統合失調症の顕著な幻覚や妄想が少なくとも一ヵ月（治療が成功した場合は、より短い）存在する場合のみに与えられる。

●統合失調症と診断された人の特徴

統合失調症と診断された人たちに遭うと、共通の特徴が見られる。その特徴を六項目にまとめて、次に挙げる。

①独特の感じ方をする

②独特の考え方をする
③話にまとまりがない
④不適切な行動をする
⑤表現や仕草が物足りない
⑥世間と関わりが下手

の六つだ。

統合失調症の〝独特〟の症状

III 独特の感じ方

感受性の異常

●周囲の人が理解できない特性

統合失調症と診断された人たちに見られる第一の特徴に「独特の感じ方」がある。その対象領域は、視覚、味覚、聴覚、皮膚感覚などのいわゆる五感はもとより、気分や感情や対人関係の受け取り方や自分の体調（健康状態）も含まれる。

体験にしても、見聞にしても、どう感じたかは、その人以外にはうかがい知ることはできない。しかし自分の感じ方と他人の感じ方はほぼ同じだろうと多くの人々は思っている。市民は「同じ人間ですから」、の一言で共通の枠の中へ押し込む。

自分が悲しいと感じることは、別の人が体験しても悲しいと感じるだろうと想像する。その悲しみの程度は自分と共通の範囲内にあると考える。怒りや喜びを感じることについても同様だ。

統合失調症の人が「独特の感じ方をする」といわれるのは、感じ方や程度が「共通の範囲のなかに収まらない」という意味だ。

周囲の人たちが普通に感じていることを統合失調症の人は同じように感じることができない。統合失調症の人のその特性を、周囲の人は理解できない。この溝は本人の工夫や努力で埋めることができない。

感じ方の程度の異常は感受性が敏の側に逸脱する場合と鈍の側に逸脱する場合がある。

●過敏過ぎるゆえの苦痛

統合失調症の人は総じて外来刺激に対して過敏だ。視覚過敏についていえば、まぶしさを強く感じるので、サングラスの使用や暗い環境を好む。味覚、嗅覚が過敏な人は、いやな味や匂いを感じると吐き気を覚えるという。

聴覚過敏の人は騒々しい環境が苦手だ。騒がしいところでは考えがまとまらない。音が少ない環境を好む。

皮膚感覚が過敏な人は人に触られると、感電したような感じになるという。人の接近を感じると思わず後ずさりをする。なれなれしく触ってくる人が嫌いだ。人と接近せざるをえない満員のバス、電車が苦痛だ。口腔の知覚過敏の人は歯科医泣かせだ。

肌に触れる、触れられることなしには異性関係は成立しない。過敏過ぎる人は恋愛とは無縁だ。

感覚過敏な赤ちゃんは変化を嫌い、見慣れないものを恐れる。単調な生活スタイルを好み、環境の変化に遭うと機嫌が悪くなる。落ち着きがなくなる。親にとっては何でもない刺激や、環境のわずかな変化がその子には不快を招いているように見える。

過敏な子は環境が変わる場所への外出や、馴染みがない人に会うことを好まない。好みの素材や色に執着し、同じ衣服や持ち物を愛用する。食べ物の変化を嫌う。同じ物しか食べず、強度の偏食児になる。この傾向を市民は「こだわり」という。

視覚刺激に極端に過敏な子は髪を前に垂らして、目からの刺激到来を避けることがある。音刺激に過敏な子は両手で耳を塞ぐといった仕草から、過敏性に気づかれることがある。頭を撫でられることを嫌がるところから皮膚感覚過敏に気づかれることがある。

●感受性を下げて対処

過敏性は誕生時にはすでに形成されているように見える。赤ちゃんの頃からそのことに養育者が気づくことがある。

刺激を苦痛に感じたとしても、胎児のときには刺激の発生源から遠ざかるといった物理的な方策で刺激を避けることはできない。逃げるところがない子宮内では、自分の感受性を鈍らせることでしか、対処する方法がない。

このため、胎内にいるときから、そのトレーニングを自分に課している子がいるように見える。胎児のうちに、それに成功すると、鈍感な赤ちゃんとして生まれてくる。

刺激を受けることによって、脳機能は充実する。刺激を拒絶する習慣を身につけて生まれた赤ちゃんは知的障害児として育つことになる。

感受性の低下が脳皮質の広い領域に起きている場合には、脳全般の機能不全児となる。感受性低下が脳の一部の領域に限局している場合には、その領域が司っている作業が不得手な子に育つ。その程度が軽い場合は変わった子という評価を受ける子になる。感受機能のみがアンバランス、運動機能や知的作業の機能がアンバランス、寒さに過敏であるが怖さに鈍感、対人関係には無頓着といった子だ。

●敏と鈍が混在

すべての子が感受機能の欠陥を抱えたまま成育するわけではない。多くの子は成育の過程で調整が行われて、大人になった頃には欠陥が目立たなくなる。

大人になった後に、すべてに敏、なにごとにも鈍という人は滅多にいない。多少の敏と鈍の混在がある。そのブレンドのされ方がその人らしさを醸し出す。

ブレンドのされ方によっては、奇異な人であるとの印象を周囲に与えることがある。潔癖とずぼらの混在、人にどう見られるかに気を遣うにもかかわらず、どう思われるかには無頓着だといった場合だ。

長時間をかけて執拗に手を洗う。清潔好きのゆえかと思うが、洗髪はせずふけは気にしない。襟が汚れたままのシャツを着ている。きたないといってバスや電車のつり革を握らないにもかかわらず、お金に触れるのは平気。いわゆるヘンな人だ。この印象は対人関係をこなすうえでは不利に働く。大抵の子は、人の間で揉まれているうちに、自分の特性を表に出さない技量を身につける。しかし、一部の子はこの技量をいつまでも身につけることができないまま大人になる。

●捉え方の異常

統合失調症の「独特の感じ方」には、過剰な敏と鈍だけでなく、知覚の不調、違和、歪みなどと表現される「捉え方の異常」がある。

音響機器の不調でいえば、スピーカーから出てくる音の強弱や高低が異常だということだけでなく、音源とは異なる音が再生されているのではあるまいかと感じる異常だ。患者は「感覚がおかしくなった気がする」と自覚する。

見ているものが遠ざかってゆくような気がして、一瞬不安になる。旅先で通行人が父親に見えてびっくりする。たばこを吸うと、とんかつの匂いを感じて、思わずたばこを見直す。

●自分が独特であるとは思っていない

発病の初期には前述の体験を異常であると自覚する。馴れてくると、それまでの自分の感じ方との間に違和感があっても、それを異常であるとは思わなくなる。

一般市民が、誰でも自分と同じ感じ方で物事を捉えていると思っているように、統合失調症の人も自分の感じ方が独特であるとは思わない。このことが統合失調症の人には病識がないとされる原因となっている。

なかには、自分が周囲の人たちとはずれた感覚の持ち主であると認識しているように見える人がいるが、本人の認識でそう思ったわけではない。周囲の人に、あなたの感じ方は変わっていますねと言われることが多いので、もしかしたら、自分は人と違うのかなという疑いを持った人がほとんどだ。この体験の積み重ねは、統合失調症の人たちが、自分は世間に馴染めないと感じる基盤の一つとなるようだ。

この現象は、自分の言動を非難的に指摘される体験が重なることによって劣等意識が形成される知的障害者にも共通する。

●世間に馴染めない

他人の靴を履いて集まりから帰宅する。蓋をし忘れてペットボトルを持ち歩き、こぼしてしまう。

学生であれば、計算違いや脱字が多い。事務員であれば、連絡ミス、転記ミスが目立つ。ウエイトレスが注文伝票を無記入のまま調理場へ出す失敗をする。

洗濯機の中に子どもの靴などとんでもないものを入れ、蓋を開けるまで気がつかない。卵を割っているとき中身のほうをゴミ入れに入れて手元に殻のほうを残す。スーパーのレジで、一パック入れたつもりだった豆腐が二パック、カゴに入っていることに気がつく。売り場を歩いているうちに、前に入れていたのを忘れて、またカゴに入れたからだ。これらは統合失調症の人にしばしば見られる失敗の例だ。世間では、不注意による失敗と解釈されることが多い。不適切な行動は情報の捉え方の失敗から始まる。

失敗体験が重なると、初期のうちは、自己の能力に卑下的になる。病状が進むと逆に、失敗することを気に病まぬようになる。同じミスを繰り返す。ミスをしたことに気がつかぬようになる。ミスに気がついても、それが自分の失敗であることがわからない。他の原因や理由を求めるので責任転嫁ととられることがある。反省がないと非難を受けることがある。この体験は世間に馴染むことが難しいと感じる素地になる。

ミスは感覚器が情報収集の失敗をしたからではない。眼は見るべきものを見ているのだし、耳は聴くべき音を聞き取っている。不適切な言動はその先、情報の解釈とアウトプットの方針を決める脳皮質の段階で起きていることだ。

◆コラム　推察する機能

話し、行動している様子は傍から見ることができる。しかし、考えていることの内容は見ることはできない。その人がどのような気持ちや意図にもとづいてその行為を選択したのかは、観察情報のみからはわからないはずだ。ところが人には、他人の感情や動機を瞬時に察知する機能が備えられていると漠然と考えられてきた。それを理論づけした学説がある。一つはセオリー　オブ　マインド、もう一つはミラーニューロン　システムの考えだ。

セオリー　オブ　マインド

人間関係を円滑に維持するためにはふりをする能力が重要だ。三～四歳を過ぎると幼児はふりをすることができるようになる。泣いたふり、嘘泣きだ。

同じ頃から、幼児はごっこ遊びを始める。その頃から、幼児は他人の言動の動機や意図を推察できるようになる。ふりをする経験の積み重ねが、架空を理解する能力を育てていると思われる。

霊長類学者のデイヴィッド・プレマックはマインドという概念を想定し、他者のマインドの状態を読む機能が人間には備わっていると考えた。その機能をセオリー　オブ　マインドと名づけた。セオリー　オブ　マインドは日本では「心の理論」と訳されている。仮定した心がどのような状態であるかを推論することをセオリーと名づけたのであるから、邦語は「心の推論」とするほうがわかりやすいと鈴木光太郎は述べている。

この能力のお陰で説明をされなくても、他人が何に悩んでいるか、何に迷っているか、なぜその行動を選択したのかを人々は想像することができる。

心の推論の機能がすべての人に備えられているとはいえない。備わっていても、低い機能の人がいる。統合失調症の人はその代表だ。自閉症児にもこの機能を身につけられない子が多い。心の推論の能力が低いと、相手のことばをことばどおりにしか理解できない。ことばの言外の意味（暗喩）、本心は別のところにある可能性や、嘘をついている可能性を想像することができない。人の意図を読み誤る。

統合失調症の人と自閉症児には共通した成長のつまずきがありそうだ。

統合失調症の人には、ことばを字句どおりにとる人がいる。このため会話がかみあわない事態が起きる。生活に行き詰まって役所に相談に行ったとき、仕事を見つけてきなさいと言われて、見つけましたと求人チラシを持って行く。心理テストで、木を描きなさいと課題がでると「木」と書く。「人の輪に入りなさい」と言われたとき、「輪って、どこにあるのですか」と質問する。

サラと名づけたチンパンジーの観察をもとに、プレマックはチンパンジーにも心の推論機能があると考えた。しかし、後に多くの人たちが同様の観察を行い、プレマックの想像は誤りであることが判明した。

この判明は、想像は予測の延長ではないということと、想像をもとに判断する能力は、ヒト以外は保有していないということの示唆となった。

ミラーニューロンシステム

私たちは他者の行為を見ると、その目的や意図を瞬時に察知することができる。相手の次の行動を予測し、対応の準備をすることができる。この機能は社会生活に参加するために基本的な能力だ。それが可能であるのはミラーニューロンシステムが存在しているからだとされている。

ミラーニューロンはサルの脳で発見された。ある行為をしているのを見ていた別のサルの脳の運動領野と知覚領野で神経組織が活動することが発見されたことに始まる。同じ現象がヒトにもあると考えられた。

ミラーニューロンが存在することで、コミュニケーション手段を介することなく人は、他人の行為の意図を瞬時に知ることが可能なると想像された。この想像が正鵠を射ているならば、他人の行動からその意図を察知する能力が低いため、対人関係に苦労が多い統合失調症の人は、このシステムの機能が低いといえるだろう。

幻覚

●存在していない現象を感知する

統合失調症の特徴である「独特の感じ方をする」の一つに、「存在しない現象を感知した」と思う体験がある。存在していない現象を感知する体験は幻覚と名づけられている。電話が鳴っていると感じて受話器をとるが、実際は受信信号を発していなかったといった体験だ。

無臭であるのに、臭気を感じとる現象は幻臭。触っていないものを触れたと感じるのが幻触。無音のところで音を感じることが幻聴だ。幻覚はすべての感覚領域に出現しうる現象だ。

幻覚は精神障害の症状として扱われることがあるが、精神障害ではないとされる幻覚もある。精神障害とされない例に幻肢痛がある。

閉塞性血管障害では血管が詰まって指先や下肢が壊死することがある。壊死部位は強烈な痛みを伴う。治療法はなく、壊死した足を切除せざるを得ない。切除した後にも、いつまでも疼痛が続くことがある。この現象を「幻肢痛」という。存在しなくなった足の痛みを知覚する現象だ。

切断された足の部位を担っていた脳の体性感覚の神経回路が、足が存在しなくなった後も活動を継続している現象だと考えられている。疼痛の記憶が神経回路にいつまでも残る結果、足を失った後も疼痛の体験が再現されているのだ。

精神障害の症状とされる「幻覚」と幻肢痛の間に共通するメカニズムがあるのか、ないのかは明らかではない。

幻肢痛を精神障害の症状の仲間に入れないことにしたのは科学的な根拠からではない。どのような現象を精神病的症状とするのか、しないのかは、学者たちの申し合わせ次第だ。

「皮膚からガスや虫が湧いてくる」、「脳の中に熱い鉛のような塊がある」といった感覚がある。「どこに虫がいるの?」と尋ねると、体表を指さして、「先生には見えんのか、私には見えるのだけどなあ」と答えがある。体感幻覚症(セネストパチー)と名づけられている現象だ。これも存在しない対象を感知する現象だ。体感幻覚症は精神障害の症状とされている。

●過敏感覚と幻覚

「ない」ものを「ある」と感じることは鋭い感受性のゆえとはいえない。「鋭い感受性」と「ないものをあるかのように感受すること」は別事だ。

過敏感覚と幻覚は、ともに主観的な体験であるので、他人には判別が難しい。便が直腸に残っている感覚がある。残便感という。肛門の近くにあるのなら、便を指で触れることができるが、もっと奥だと言われると確認できない。浣腸して右側のうんこは出たが、左の壁にはまだこびりついていると訴える人がいる。

幻聴

●存在しない音を感じる

統合失調症の代表的な症状に幻聴がある。聴覚器への刺激が存在していないにもかかわらず、音を感じる体験だ。幻聴は統合失調症以外に出現することは滅多にない。そのため、「意識にくもりがない状態で幻聴を認めたなら、それだけで統合失調症と診断してよい」といわれているほど、幻聴は統合失調症の診断上重要視される。

統合失調症の初期には、聞こえてくるのは、音楽、読経、換気扇の回転音など意味を持たない音だ。進行すると、言語性の幻聴、すなわち幻声が多くなる。

幻聴は統合失調症の人に限られる体験であるかといえば、そうとはいえない。

朝日新聞（二〇一四年五月二一日）に登山家重廣恒夫氏が八六〇〇メートル地点で野営したとき、幻聴を体験したと述べている記事が載っていた。重廣氏は統合失調症のようではない。統合失調症でなくても、環境によっては幻聴を体験することがあるという例だ。

ファール（Ｆａｈｒ）病の患者が、誰もいないのに声が聞こえる体験を自覚したという報告がある（野本信篤ら）。ファール病は精神病とはされていない。大脳基底核を中心に脳内石灰沈着をきたす疾患だ。

●音の意味を取り違える

幻聴の出現に先立って、聞こえることに対して、自分の感じ方がおかしくなったのではないかと疑うことがある。自分の名が呼ばれたような気がして振り返ると、別の人のことだったという体験をする。

幻聴発現の初期には実在する音の意味を取り違えることをしばしば体験する。タマゴをタバコと聞き違える。マゴをママと聞き違える。耳が悪くなったわけでもないのに不思議です、と患者は言う。この段階では、単なる音の聞き違い、文字という記号の読み違えだ。錯覚と幻聴の区別がつかない。進行すると、意味の取り違えが加わる。電車のガタンゴトンと揺れる音が「馬鹿」「バカ」と自分をあざけっているように聞こえる。換気扇が回る音が、毒ガスを吹き込まれているように聞こえる。路を行く物売りや古紙回収の声が自分への悪口のように聞こえる。はっきりしていない声が聞こえてくると、自分で意味を作ってしまうと患者は言う。

そういう状態に馴れてくると、(耳で)聞いていることと(頭で)考えていることの区別が曖昧になってくる。時間を気にしながら仕事をしているとき、ふと、「今、何時」と質問が聞こえてくる。聞く作業と、考える作業を区別されることなく認識するのだろう。

このような判断機能が減弱した状態にあるときには、考えが頭について離れない、声を出さず(口の中で)確認していると、耳の中、頭の中が音でいっぱいになると患者は言う。音に邪魔されて、考えを進めることができなくなったと言う。

●声が湧いてくる

幻声は、市民が「聞く」や「聴く」という文字で表現する体験とは趣を異にしている。人の話声が聞こえるのではなく、「湧いてくる声を強制的に聞かされる」と感じる。声の主は他人のようであるが、自分が考えているようにも感じる。

「声が頭の中に伝わるように聞こえる」、「自分の考えが声になる」、「声が心に聞こえてくる」、「声が浮かんでくる」、「マイクで言われてくる」、「電波で聞こえてくる」などと患者は表現する。

台所で調理をしているとき、単純な繰り返しの作業をしているとき、拘留施設の単独室にいるときなど幻聴は発病の初期には一人でいる環境で体験する。誰か他の人がいるときには体験しない。

初期には、幻聴は不可解な現象であるとの認識があるが、馴れてくると不可解な現象とは感じなくなる。

病状が進むと、時と場所を問わず、側に人がいても、いなくても、幻聴は生活のあらゆる場で出現するようになる。会話をしているときに幻聴が出現すると、関心が会話の相手から幻聴に移る。会話を中断し幻の声に相槌を打っているように見えることがある。このとき話し相手になっている人は、自分の話を聞いていないのではないかと感じる。思わず、「(私の話を)聞いているの?」と尋ねたくなる。

●多彩な幻声

幻聴の内容は多彩だ。多いのは脅迫されるような内容の幻声だ。「(おまえを、あるいは子どもを)殺してやる」、「傷つけてやる」、「強姦してやる」、「悪口を言いふらしてやる」、「勉強(あるいは仕事)をできなくしてやる」、「人生を台無しにしてやる」、「一生苦しめる」、「死ぬまで責める」、「地獄へ落とす」などだ。

軽蔑される、あざけられるように聞こえてくることがある。歩調に合わせてかけ声をかけられる。スケベ、マスカキ、できそこない、などと囃したてられる。すれ違いざま、「アカ(赤)」、「ボケ(呆け)」と声を浴びせられる。患者はこれを自動車による当て逃げにたとえて「言い逃げにあう」という。自分の神経を撹乱させようとしていると解釈する。

「(おまえには)本当の友だちがいない」、「おならが臭い」、「(おまえは)もういい」、「浮いているぞ」、「やっとわかったか」、「幼児の能力」、「最低」、「情けないのう」などとあざける。

非難、叱責的な内容のことがある。「のろま、もっと速くできんのか」、「すぐ泣く」、「また(酒を)呑んでいる」、「もう帰るのか」、「(昨日のことだぞ)忘れたのか」、「まだ嘘をついている」、「そんなことがわからんのか」、「聞き流しか(無視をするのか)」、「(メールをしていると)相手の気持ちを考えろ」。

親の葬儀の後、一人でいると「それでも生きていたいのか」と責めてくる。反発すると、「おまえのことではない」とまた聞こえてくるので、何が何やらわからなくなると患者は言う。

逆に、賞賛、激励されている内容の幻聴がある。「あんたは偉い」、「正統派だ（誇りを持て）」、「おまえならできる。チャレンジしてみろ」、「係長へ戻してやろう（だからがんばれ）」。

告げ口を聞かされているような内容のことがある。職場のミーティングで、班長が仕事の段取りを指示しているのを聞いていると「班長また嘘を言っている」と聞こえてくる。自分はどうしたらよいのかわからなくなる。

「大金持ち（あるいは有名人）と結婚する運命になっている」、「テレビ局から大河ドラマへの出演依頼が来る」、「これから風呂に入る。これから裸になる」、「明日の試験にはこの問題が出る」、「もう少しで釈放される」、「地震が起きる」、「薬をのんでも治らないぞ」など予言的に知らせてくる。

「課長は会社の金を横領している」、「おまえの女房は浮気をしている」、「（あの女は）おまえのことは考えてはいない」、「（どこそこへ）親の遺産が預けられている」、「（おまえは）弘法大師の生まれかわりだ」、「予言力、あるいは神通力が備わっている」、「こうなったのは電波（あるいは、テレパシー）のせいだ」など秘密を知らされる。

意味不明の声が洪水のように「日曜日、日曜日、日曜日……」と聞こえてくる。ことばが聞こえるのだが、何を意味しているのかわからない。いらいらしてきて、思わず「はっきり言えよ」と怒鳴ってしまい、周囲の視線を浴びて、しまったと思うことがある。

●自分の考えが外から聞こえる

幻聴は語感から、存在しない音を知覚する聴覚系の異常感覚と思われるかもしれないが、実際はそうではない。幻聴は、自分が考えていることが、外部から伝わってきたように感じる体験だ。

「幻聴」・「幻声」は、自分が創りだしている情報を、外部から伝わったと思い込む現象だ。聴覚の異常現象であるかのような幻聴（幻声）という用語は妥当ではない。この現象を幻覚の仲間には入れず、次章で述べる「独特の考え方」の範疇に入れるべきであるとしている学者が少なくない。

統合失調症に限らない。人はことばを用いて思考を巡らせる。言語は伝達の手段であると同時に、思考の手段でもある。幻声はことばを使って思考を巡らしていることを、聞いたと勘違いしている現象であるともいえる。

●幻聴を口にしなくなるとき

統合失調症の初期には、幻聴を異常な現象であると認識することができるが、病気が進行すると、異常な現象であるとの自覚はなくなる。生理的現象と病理的現象の区別が曖昧となる。このことは統合失調症の人は病識を欠如しているとされる原因となる。

「電波で聞こえてきたと言うけど、どうしてそれが電波だとわかったのですか？」と尋ねると「耳栓をしても聞こえてくるからです」と返事がある。他の人には聞こえず、あなたにだけ聞こえるというのは不思議ではないかと質問をすると、他の人は聞こえないふりをしているのでしょう、との返事がある。

幻聴がなくなったと患者が言うことがある。それを聞いて、この人の幻聴は消失した、薬が効いたとか治療に成功したと解釈することは早計だ。

幻聴があることを口にすると病気扱いされる、ろくな目に遭わないと患者は知るようになる。医療者も家族も幻聴があることを人に気づかれないようにしなさいと患者を教育する。学習効果が上がってくると、患者は幻聴のことを話さなくなる。「幻聴がなくなりました」と患者が言うことがあっても、幻聴が消失したとは限らない。

「幻聴がうるさくて」と言いながらも、職業生活、家庭生活は支障なくこなしている人は少なくない。自分に対する監視が強くなったという理由で、幻聴のことを話さなくなる人もいる。監視される妄想（注察妄想）が強くなった、つまり病状が進んだために、かえって幻聴があることを口にしなくなるのだ。

幻聴は統合失調症であるとの診断を下すためには重要な指標ではあるが、幻聴の訴えの有無は病状の軽重を測るためには、あてになる指標ではない。

◆コラム　無刺激の状態は危険

「幻覚は存在しないものを知覚する現象」であるが、まったく白紙の世界から何事かを感知するわけではない。幻覚にはきっかけとなる現象がある。

それでは、きっかけとなる刺激がない状態に人を置くなら、幻覚は生じないのだろうか。カナダでヘロンが行った有名な実験がある。脳とコンピュータとの違いを実証した実験だ。

ヘロンは健康人を対象に、五感から入る刺激を遮断する観察の場を設定した。目隠しと耳栓をして眼からも耳からも刺激が入らないようにする。そのうえで体温と同じ温度で、人間と同じ比重の液体のなかに人を入れる。皮膚からの刺激もなくすわけだ。この状態に数十分置かれると、被険者は幻覚を感じたという。刺激がない環境は幻覚を生むらしい。人によっては錯乱状態が出現した。

脳科学者はこの観察結果を、人の脳は、常に刺激を取り込んで、それを処理していなければ危険な状態になることの表れであると説明している。

孤立生活を戒めた「人独りはよからず」の中国の格言は精神保健の見地からも正しいといえそうだ。

コンピュータは電流が流れなければ、スリープとかシャットダウンとなって機能が停止する。ところが脳のほうは、刺激がない環境でも機能を停止することはない。停止しないだけではなく、機能の健常が保てなくなる。

刺激は外からくるものばかりではない。自分の体内から自動発生する刺激がある。食べていないときも腸は動いているし、心臓、呼吸器も休むことはない。それらの内臓の活動の情報を脳は常に感受している。思考や記憶のための脳の活動が自身への刺激になることもある。睡眠中も脳を含めて臓器は活動を休まない。

人体を無刺激状態に置くことは不可能だ。外界から体内から、刺激や情報の到来は途切れることがない。身体各所から送られてきた信号は、視床（脳のほぼ中央部に位置し、感覚器から伝えられた情報を中継している組織）を通過するときに強さが調節される。情報量が調節可能の範囲を越えてしまうと、脳は神経細胞のネットワークの活動を制御することが難しくなる。対応策として思考対象を絞る。

選択すべき条件が多すぎるときには、価値判断の基準を単純化することで迷いから逃れ、気持ちの安定を図るという解決策を採る。思考の対象に集中するために、部屋を暗くし、音を遮蔽するなど環境を単純化する工夫をする。

異常体験のなかには、脳神経回路の誤作動が原因となったと想像される現象がある。回峰行など宗教の修行に没頭しているときなどに、何らかの啓示が伝えられてくるように感じる神秘体験はその例だ。遍路しているときに弘法大師の姿を感じたという行者や、前述したエベレスト登頂中幻覚を体験したという登山家はその範疇の体験だろう。

感覚器が伝達してきた信号に、脳皮質が別の意味を与えてしまったために幻覚が生じることがある。これも神経回路の誤作動現象の一つだ。

Ⅳ 独特の考え方

考え方の異常

●異常思考

統合失調症を特徴づける現象のなかに、「独特の考え方」がある。

思考は、情報が示唆する多くの可能性を絞り込み、対応を選択する作業だ。情報は同じでも、解釈が変わるなら別の意味を持つことになる。

刺激を感受してから行動を選択するまでの過程が、因果関係にもとづいて連続的にかつ円滑に進行している場合を「健常思考」という。

心理学では、健常思考を通常的思考と呼び、思考が一つの解答に向かって収束してゆくと説明している。情報処理が因果関係にもとづかず、円滑性と連続性、さらには論理性と合理性を欠く思考を異常思考という。統合失調症に見られる独特の考え方とは異常思考を指す。異常思考は二つの見方から捉えられる。一つは思考の「形式の異常」、もう一つは思考の「内容の異常」である。

●思考形式の異常

思考形式の異常とは、思考の進行に円滑性や連続性が低下する現象である。この特徴を表現するために「抑制」、「途絶」、「挿入」などの名が設けられている。

思考の抑制　思考の抑制とは思考進行の円滑性が損なわれた状態だ。傍から見ていると、考える作業がはかどっていないように感じられる。思考の進行そのものは見ることはできない。抑制が起きていることは、言動から推察する。

「そうですねえ。どう言ったらよいのか。まあ、なんといいますか。一緒だけど、ちょっと違うんですね。まあいいじゃないですか。どっちにしても。やはり、最後は自分との戦いですから」といった調子で発言が堂々巡りをする。この状態は思考の渋滞ともいわれる。まどろっこしいが、とにかく思考は前に進む。

思考途絶　言動が全く停止することがある。話を突然にやめて黙り込む、しばらくの無言の時間を置いてまた話し始めるが、また発言が止まる。「無言症」あるいは「緘黙」と名づけられている。喋る意志がないのか、意志はあるけれど喋る機能が失われているのかを、他人には区別することができない。発言だけでなく、動きもなくなり、固まったように見えることがある。「無動症」という。おそらく思考活動も停止しているのだろうと想像し、「思考途絶」と名づけられた。

思考が途絶しているときの様子を、当人が後で説明することがある。その状態を「考えが突然消える」、「頭が空っぽになる」、「考えがなくなる」と述べる。「頭の中が真っ白くなった」とも言う。

表現の停止には、思考機能は失われていないが、アウトプット（表出）機能が働いていないという場合があり得る。

思考奪取　判断をするための資料がないからといって、人は考えをやめるわけにはゆかない。欠落した資料を想像や創作で補充してでも考えを進めるのが脳の特性だ。

そのとき自分に代わって、他人が思考していると感じることがある。この体験を思考奪取という。自分の思考が他人に奪い取られたように感じる。

信じてください、私はそのようなことをする人間ではありませんという言い訳を市民はしばしば使う。自分の行為は他人の思考の結果であるので、自分には責任がないと主張しているのだ。これは被・思考奪取主張といえる。

支配観念　一つの考え方が思考のすべてを支配し、それ以外の考え方をすることができないことを支配観念という。内容が正しいか、正しくないかは問わない。思考支配の状態に陥った人は「それしかない」、「そうとしか考えられません」と言う。

思考の挿入　一つの課題を考えていると、突然別の考えが浮かんできて、それまで考えていたことを考え続けることができなくなる現象をいう。これは次記の自生思考と共通のメカニズムによって出現する現象であろう。

●自生思考

展開が飛躍する異常思考がある。タイプ分けして次のような名称がつけられている。

自生思考　原因や誘因に心当たりがないにもかかわらず、自分が考えていない考えが押し寄せてくるように、連続して浮かんでくる現象を自生思考という。

自生思考は、次の「自生記憶想起」、「自生空想表象」、「自生音楽表象」と合わせて「自生体験」の名でまとめられている。自生体験は、統合失調症の初期症状であるとされている（IX章一一二頁参照）。

自生記憶想起　過去に体験した情景的な場面が不意に蘇ってきて「頭の中に見える」ないし「聞こえてくる」と体験される現象だ。

たとえば、「頭の中に昔の場面が浮かぶ。友だちと遊んでいる情景が多く、実際の場面と変わりないくらいに鮮明で色彩もあり、人の動きも場面の変化もある。声は聞こえていないと思うけど、会話はしている感じです」と述べる。

自生空想表象　空想的情景の視覚・聴覚的イメージに物語性の展開を伴う空想体験だ。「相手が実際にそこにいるような気がして喋ってしまう。頭の中では、半分は空想だとわかっているが、それに浸りきってしまう。ふっと気がつくと（実際の自分は）机の前に座っている」。

思考形式の異常はコミュニケーションに支障をきたす原因となる。このテーマはV章で述べる。

●思考内容の異常

思考内容の異常とは、論理性と合理性が欠けている思考のことだ。
思考の異常を「形式の異常」と「内容の異常」に分けるとしたが、実際には思考を、形式と内容の観点から明確に二分することはできない。両者は縦糸と横糸のように組み合わさって一体の思考を形作っているからだ。
思考内容の異常の代表は「妄想」だ。妄想の現れ方に着目して研究者は、いくつかの四文字熟語の名称をつけた。「妄想知覚」、「妄想着想」、「妄想気分」、「思考化声」、「思考吹入」、「思考伝播」などだ。

妄想知覚　妄想知覚は妄想の原点といえる現象だ。対象を正しく感知したのだが、感知した情報に不合理な意味づけをしたため事実と合わなくなることをいう。

妄想着想　「自分は北朝鮮のスパイにつけ狙われている」、「今日買えば宝くじに当たる」という考えが突然ひらめき、確信する。
駅のホームに駅員が立っているのを見る。いつもはないことだ。自分を見送るためだと気がつく。自分が有名人になったような気がしていたが、それは事実だったのだと確信する。

妄想気分　認知は知覚から始まるとされるが、脳皮質の活動は情報を知覚することによって動き始めるとは限らない。脳皮質は情報が到達する前から、思考活動を始めていることがある。妄想気分と名づけられている現象はそれにあたる。妄想気分とは、不気味でつかみどころがないが、事件が起きそうな予感に支配される感覚体験である。

思考化声　精神科医の世界でしか見ることがない用語だ。字面から意味の見当をつけるにしても、考えが声に化けるというのであるから、市民にはどのような現象か想像がつかないだろう。原語はドイツ語にある。直訳すると「考えが声のように聞こえてくる」だ。自分が考えていることを、他人が喋っているように感じる体験だ。

思考吹入　他人の考えが自分の頭の中に吹きこまれるように入ってくると感じる体験をいう。

思考伝播　考えが自分一人のものにとどまらず、他人にも知られている、ときには全世界の人々が自分の考えをいつの間にか知っていると感じる体験をいう。思考伝播は、考想奪取（思考奪取ともいう）と同時に体験することが多い。

考想奪取では、奪う者と奪われる者という能動と受動の関係が意識されるが、思考伝播には、その感覚がないと定義されている。思考化声、思考吹入、思考奪取、思考伝播をまとめて、前述した自生思考と記載している解説書がある。

●思考・判断の誤り

本章の「独特の考え方」で現れる「妄想」と、前章の「独特の感じ方」から生まれる「幻覚」を、異なったメカニズムによる現象として扱うことには合理性がないと読者は思うだろう。

そのとおりなのだ。「幻聴・幻覚」と、まるで感覚器が知覚に失敗したかのような用語を作り、「独特の感じ方をする」と説明してきたために誤解を招くことになったのだ。統合失調症の幻覚の本態は知覚の誤りではない。思考・判断の誤りなのだ。

思考の内容が誤りであることに気がつけば、考えは訂正される。ところが、指摘されても、説明されても思考の誤りに気がつくことができない場合がある。なぜ指摘されたのかも理解できない。そのような思考から生まれる解釈を妄想という。妄想は、「訂正されることがない不合理な確信」と定義されている。妄想は統合失調症の代表的症状の一つだ。

妄想を生んでいるときの脳の活動そのものは異常であるとはいえない。もともと脳には誤った支配観念を発生させ、維持する機能が備えられているからだ。この人しかいない、との考えに支配され、親に背いた恋に溺れることができるのはこの特性によるのだろう。

人の考えは百人百様というが、妄想の内容は百人百様ではない。類型に分けると一〇種程度だ。そのなかで、被害妄想と誇大妄想が多いことが統合失調症の特徴だ。

被害妄想　「誰かが自分を迫害している」、「迫害しようとして狙っている」、「その機会をうかがって自分を監視している」、「ゆえなく自分は世間から非難されている」、「濡れ衣を着せられ罪を被されている」といったように被害的な内容の妄想を被害妄想という。電波を使って自分が遠隔操作されているという被害妄想もある。

自分のせいで、人が不幸に陥っている、被害を与えて申し訳ないと述べる「加害妄想」がないわけではないが、被害妄想に比べると加害妄想は圧倒的に少ない。

被害妄想の基盤には日頃自分が世間から正当に評価されていないといった不満や、疎外されていると感じる体験、それに根ざした恨みや不満感情があるように感じられる。

誇大妄想　地球や国家の一大事を察知したと主張するおおげさな妄想を誇大妄想という。自分は神の使いだ、深遠な教義を会得したと主張して教祖を名乗る人も誇大妄想者だ。

自分は有名人、偉人、高貴な人とつながりがあると自慢する妄想がある。自分の母は松下幸之助の愛人であったと信じ、松下電器を経営危機から救うため、ナショナル製品を買おうと呼びかける手書きのチラシを駅前で配って保護された患者がいる。血統妄想は誇大妄想の一つといえる。

大地震など天災の発生を予知できる、天気を変えることができる、人の考えが手に取るように読める、異性が自分に恋をしていることがわかる、といった神秘的超能力所持の妄想も誇大妄想の範疇だ。

誇大妄想を抱く人は、自分が世間から軽んじられてきたという劣等感を妄想で解消しようとしているように感じられる。

被害妄想にしても、誇大妄想にしても、不合理な考えが忽然と湧いてきたとは感じられない。妄想の着想にはきっかけがあり、発展にはプロセスがある。

●人生が如実に反映されている

妄想は認知症の高齢者にもしばしば出現する。高齢者には「ここが自分の家ではない妄想（帰ろう、帰ろう妄想）」、「物盗られ妄想」、「見捨てられ妄想」、「家人が偽物だとする妄想」、「嫉妬妄想」が多い。妄想には人生が如実に反映されている。統合失調症の人の妄想を聴くと、その人の人生を想像して私は切ない気持ちになる。

統合失調症の妄想には特徴がある。それを口にすることの利益・不利益の計算が成り立っていないことと、妄想を自分の利益のために活用できないことだ。

国際診断基準では、統合失調症の妄想であるとするための条件が二つ設けられている。一つは、その不合理な考えが数週間以上持続するという条件だ。不合理な考えであっても、それが短期間で消え去ったなら統合失調症の妄想とはいわないことにするという申し合わせだ。もう一つ、周囲の人の多数が不合理な思考をしている環境にいる場合は、そのなかにいる人が不合理な考えに支配されていても統合失調症による妄想とはしないという取り決めもある。

統合失調症の人がオカルト新興宗教の教祖を名乗って、人類の滅亡を予言するなら妄想とされる。

ところがその集団に所属している統合失調症の信者が人類の滅亡を信じる場合は妄想とはしないというのだから、この取り決めは非論理的だ。

●統合失調症と解離性同一性障害

古くから、時と場所が変わると、まるで別人のように言動が変わる人がいることが知られている。そのような人には、情報を処理する複数のシステムが備えられていて、システムの使い分けが行われていると想像されてきた。

同一人のなかに、複数の人が存在している感があることから、ドイツの学者は一つの思考システムを一冊のノートにたとえて、頭の中に複数のノートを持っているとした。この考えは日本に紹介されたとき「二重思考」もしくは「重複帳簿」と直訳な邦語が作成された。

この特徴を持った人は精神病者とされ、「解離性同一性障害」、「多重人格障害」、「交代人格」などの病名がつけられた。

相手や状況に応じて態度を変える、いわゆる表裏がある人やずるい人を、世間では二重人格者ということがある。二重人格者のほうは、意図して外見を変える演出によるものであるから、「多重人格」とは異なる。

解離性同一性障害では、複数の人格のうち主に出現する人格を「主人格」、それ以外を「交代人格」

と呼ぶことになっている。

自分には別人格が存在していることを本人は認識していない。一つの人格から、もう一つの人格へ入れ替わると、前の人格のときの体験の記憶が残っていないというのがこの病気の特徴だ。クリス・コストナー・サズモアという女性には二〇年間に二三人の人格が出現したという記録があるという。この人は一九五七年映画「イブの三つの顔」のモデルとなって有名になった。

主人格と交代人格は、年齢、名前、立ち居振る舞い、人生体験の記憶、喋り方、ことばのなまり、気質、性的嗜好が異なるだけでなく、アレルギー反応、薬物への反応、視力、聴力なども異なっていることがある。

朝の起床時から別の人格として行動する場合は、寝ている間に人格が変わったのだろうと受け取られる。一つの作業中に、別の人格へ急激な変化を示す場合がある。居合わせた人はあっけにとられる。

統合失調症の人のなかには、解離性同一性障害の症状が見出されることがまれならずある。そのなかに、ある交代人格になったときだけに幻聴がある症例が存在することが知られている。そのため、多重人格障害は統合失調症の一つのタイプであると主張している研究者がいる。

統合失調症の人には、本当の自分は現在の自分とは別人だと主張する人がいる。そういう人は病院で、カルテに記載された名で呼ばれても返事をしない。

強固に自己否認を貫く人がいる一方で、その名前の人には国から生活保護や障害年金などの給付金が出ませんと言われると、本名を受け入れる人がいる。確信の程度はさまざまだ。

また、家にいる自分の親だとされている人は偽者だ、本当の親は遠方にいると主張する人がいる。「家族否認症」といわれる。

その一方で、統合失調症と解離性同一性障害は別個の病気であるとする見解の学者もいる。別個の疾患であるとする立場の研究者は、解離性同一性障害は統合失調症と誤診されることがあるので注意を要するとまで強調している。

一人の患者に複数の診断が成立する例を一つ示すことにする。その病気の人の一〇%は自閉スペクトラム症と診断されている。二〇ないし三〇%は注意欠陥多動症を呈する。三〇ないし四〇%は統合失調症と診断される。この病気には 22q11.2 欠失症候群という診断名もあるというのがその例だ（尾崎紀夫）。

この患者に、これらのどの診断名が付されていても診断違いではない。統合失調症の診断名にはそのような面がある。

ＩＣＤでは、統合失調症と解離性同一性障害は別個のカテゴリに分けられている。カテゴリの分け方は科学的な根拠にもとづいたことではない。有力学者の間の申し合わせにもとづくことだ。どちらの病名をつけたところで、誤診というわけではない。

しかし、日本では患者が福祉制度の支援を受けるとき、カテゴリの違いで不利な扱いをされることがあるので注意を要する。

障害年金の給付を申請するときに添える診断書は、病名をＩＣＤの分類表にもとづいて記入することになっている。ＩＣＤでは統合失調症はＦ２のカテゴリに、解離性同一性障害はＦ４のカテゴリに属する。Ｆ２は障害年金給付の対象となるが、Ｆ４は給付の対象にならないという決まりである。給付申請に添える診断書に、カテゴリＦ２と書くと障害年金の給付対象となるが、Ｆ４と書くと給付対象にならない（二〇一八年現在）。

◆コラム　思春期妄想症

妄想を主症状とする思春期の精神病に「思春期妄想症」がある。思春期妄想症は統合失調症の範疇に入れられることがある。統合失調症とは分けて、類・統合失調症として扱われることもある。

思春期妄想症の特徴は、自分の身体の一部に異常があるという強い確信とそのために人に嫌われ、忌避されるという被・忌避念慮があることだ。

自分の身体が異常だという確信は、自分は嫌な体臭を発しているというものや、嫌われる目つきをしているというものが多い。将来も世間に忌避されるとの絶望感に支配されて自殺を試みることがある。

学生時代には学校の範囲に留まっていた自分を忌避している相手の範囲が、職についてから世間全体に広がり、世間の人たちのすべてが自分を嫌っているとの考えに至ると、世間への仕返しのために相手は誰でもかまわないとする無差別傷害事件を起こすことがある。

この妄想症の人は対人緊張が強く、人にうちとけないので、対人恐怖症と同一視されることがある。

しかし、対人恐怖症の人の悩みは人前で緊張する自分自身の性格であるのに対し、思春期妄想症の人の悩みは、自分を煩わすのは他人であるところに違いがある。そして問題が自分の側にあるとしても、問題は自分全体にではなく、自分の身体の一部分にあると考えるところが思春期妄想症の特徴だ。

自分にこの問題の一部分さえなければ、そのほかの自分には何の問題もないと考えている。気になる自分の一部分を解決しようとして美容外科手術を頻回に受ける思春期妄想症の人がいる。

思春期妄想症には発病のきっかけとなるような具体的な出来事が見当たらない。強いてこじつけるなら思春期という時が、思春期妄想症の原因だ。すなわち、思春期という年齢依存疾患であるとの解釈だ。

思春期になるということは、自分や他人を、よい面や悪い面を含めて全体として見る目を持つ年齢に達するということだ。思春期妄想症の人は、年齢は思春期に達したものの、人を見る目は思春期の水準には育っていないと想像される。

V 伝わらないコミュニケーション

ことば

●コミュニケーションに壁を感じる

統合失調症の人と会話をしていると、こちらの話の意図が相手に伝わらない。相手の発言の内容や意図がこちらに把握できないといったようにコミュニケーションに壁を感じてもどかしい。この状態を「疎通性の障害」という。

統合失調症と診断された人の特徴（二六頁）に挙げられている「話にまとまりがない」は、ことばによる疎通性の支障を強調した表現だ。

コミュニケーションの大半はことばを介しておこなわれる。統合失調症の人はことばを使ってコミュニケーションをすることが不得手だ。統合失調症におけるコミュニケーションの困難は、発声、構語などの言語機能には異常がないにもかかわらず、という前提条件がつく。

●脳のネットワークが関わっている

コミュニケーションの手段としてことばを操る哺乳類はヒトだけだ。チンパンジーはヒトに似ているがことばを操作することができない。チンパンジーには言語能力に関与する遺伝子（ＦＯＸＰ２）がヒトと同じものではないため、発声器官が発声の調整をする構造になっていないからだ。

チンパンジーと人類は共通の祖先から枝分かれして誕生したわけだが、ヒトのＦＯＸＰ２遺伝子は枝分かれした後になって人類に備えられたものと考えられている。

ことばを使うことになってから、ヒトは自分が手に入れた知識や情報、自分の考えや気持ちを他人に言語で伝えることができるようになった。

声は保存されない。従って、人類の祖先が言葉を使っていたのか、使っていたとしたら、それはどのようなことばであったのかについては知ることができない。

ドイツのマックス・プランク研究所はネアンデルタール人の化石を分析し、残っていた細胞の中からＤＮＡを解析することに成功し、ネアンデルタール人がヒトのＦＯＸＰ２遺伝子を保有していたことを突きとめた。この発見は、人類が五十万年前にはことばを扱う能力を持っていた証拠になると考えられた。

ことばの理解に携わっている神経回路は大脳の側頭葉にある。発語を担当している回路は前頭葉にある。

それだけではない。発語のためには、息を吐き出しながら声帯を振動させて、息を口蓋にぶっつけて、舌や唇の形状を変えて、出す音を調整することが必要だ。そのためには、大脳基底核と小脳の回路の参加と協調が必要だ。言語機能を司る中枢は脳の広い範囲に存在していると考えることが妥当だろう。

危険を察知して、仲間に警告を発する程度のコミュニケーションなら、小規模のネットワークで用が足りるだろう。脳には億単位の神経細胞があるから、そのごく一部を使うだけで十分だ。しかし、意志や情報を伝えるためには、短文を発するだけでは不十分だ。文章を作り、時間経過も伝えるとなると、時制や文法を活用する必要がある。その作業は小さなネットワークではこなせない。作った文は周囲の人たちと意味を共有できるものにすることが必要だ。他人が理解できるように、文章には説得力のある表現をする機能を付加しなければならない。言語には多数の領域のネットワークが参加する共同作業が必要だ。

●言語認知機能が弱い

言語機能の形成には遺伝子の誘導と乳幼児期の生育体験が関わる。統合失調症素質児には、言語認知機能が弱い子がいる（認知とは感知した情報の意味を察知することだ）。言語認知機能が弱い子は、ことばとその使い方を覚えるときに意味や使い方を誤って取り込むことがある。なかには、ことばの意味づけや文法を養育者が誤った方向へ誘導して、子どもに誤ったことば遣いが蓄積されてしまうことがある。

認知機能が弱いと、自分のことばの使い方が、世間の使い方とずれていても気がつかぬため、修正されないままに育つ。

「話にまとまりがない」と言われている原因が、不適切なことば遣いの蓄積に起因していることがある。

作業をもっと丁寧にしなさいと注意されて、「まじめにやっているのに」と怒り出した人がいた。その理由は、「丁寧」と「まじめ」の意味の違いを理解していなかったからだった。「丁寧」は「粗雑」の反意であって、「不まじめ」の反意ではない。

「シンガイです」と話しているのを聞いて、「侵害です」と言っているとばかり思っていたという人がいた。『心外です』と言ったのではないの」と指摘すると、「それもありですねえ」と感心して頷いた。新知識を得たという。四〇歳に近い人だった。

「仮払い」の意味を知らなかったため、支給金を使い果たしてしまい、後日に精算を求められて窮地に陥るという失敗も聞いた。

不適切な言語学習は養育者が誤りを修正するように配慮をすることで修正されてゆく。しかし、言語文化は、個人の理解水準を超えて変遷する。変化についてゆけない個人が出現する。社会の側もついてゆけない個人に対応すべく言語教育に工夫をこらす必要がある。

●会話が途切れる

統合失調症において、言語によるコミュニケーションが円滑におこなえない原因には、発言そのものが滑らかにおこなわれないことが原因になっていることがある。滑らかでないどころか、発言が完全に停止することがある。喋ってくれなければことばによる疎通のしようがない。Ⅳ章で述べた抑制、途絶、挿入など、思考の形式の異常による現象だ。

●自分にしかわからないことばを使う

統合失調症の人は、相手が発している文意を理解する能力と、相手にわからせるための文章を作る力がともに低い。この弱点が、自分にしか理解できないことばを使用する基盤となる。この現象は「概念の崩壊」と名づけられている。

ある意味を表現するときに、ことばを新たに作る、あるいは既成のことばを組み合わせて新しい表現をすることがある。聞く人や読む人に与える効果を計算して作るのなら新鮮な響きを与えるが、独りよがりに過ぎなければ、相手には何のことやら理解できず、奇異な印象を与える。

統合失調症の人は自分の意図どおりに相手に伝わったか、理解されたかの照合・確認が不正確なためコミュニケーションの不成立をきたしやすい。

相手の了解に配慮しないことばを作ることを「言語新作」あるいは「造語症」という。統合失調症の人は文字も自作することがある。言語新作の人に「どうして、こんなことばを作ったの」と尋ねると、「ことばが出てこなかった（見つけることができなかった）から」と答えがある。なかには、質問の意図を理解しかねると困惑の表情を浮かべるだけの人がいる。

文脈を整理して発言する機能がさらに低下すると、「太古の永遠は幻と散ります。バクバクドンドン……」といったように、聞く人には文脈の見当がつかない発言になる。「ことばのサラダ」と名づけられている。文脈の混乱の程度がもっとも強い表現を「支離滅裂」といっている。

●いくつになっても独り言

人は感情の昂ぶりを鎮めるためや、考えを進めてゆくときにもことばを使う。この場合のことばはコミュニケーションを目的としない内話（内言）だ。内話が声となって現れる現象が独語だ。独語は発声をともなう内話だ。

独語はすべての人に、とりわけ子どもに頻繁に見られる。子どもは独り言を話しながら一人二役のように人形遊びに興じる。成長につれて、人前で独り言をつぶやくのはみっともないという社会通念を習得する。独語の消退は自己訓練の成果だ。

見ている人が自分をどう思うかの配慮ができない人は、人前で独語を抑える必要を感じず、そのためのトレーニングを積まない。いくつになっても独り言をつぶやいている。統合失調症にはそのような人が多い。このため独語は統合失調症の症状であるとされている。

表情と動作

●周囲の人の合意に反した表情や動作

コミュニケーションの手段は言語だけではない。ことば以外でのコミュニケーションもある。ことばよりも、表情や動作のほうがものをいう場合さえある。

人差し指を口元にあてて沈黙を要求する。顔をしかめて不快を表明する。肩をすくめて失望を表現する。腕を広げて驚きを示す。微笑を浮かべて悲しみをこらえていることを表明する。拍手で賛同や賞賛の意を示す。身振りや顔の表情も、ことばに劣らず重要な役割を果たす。

このとき、周囲の人々の合意に反した表情や動作をするなら、自分の気持ちや意図をくみ取ってもらえないことになる。ときには無視される事態を招く。

お年玉を貰った子どもはにっこりすることが期待されている。相撲の勝力士は土俵上でははしゃがないことが期待されている。人々は自分たちが馴染んだボディサインの様式を他人も採用することを期待している。

認知機能が弱い子どもはこの期待を認識し損なう。期待を裏切ったことにも気がつかずに育つ。

●会得できなかった表現

表情によるコミュニケーションの技術は教えられて身につけるものもあるが、大部分は成長の過程でひとりでに会得する。

合意に合致した表現を会得できないまま大人になった統合失調症の人は、自分の表現が周囲の人に理解されない理由も、自分が無視される理由も理解できない。ただ、除け者にされているという納得できない記憶が積み重なって残る。

ボディサインの出し方を誤ったらしいと感じても、どう誤ったのかは自分ではわからない。わからないまま不成功を修正しようと表現を強化するが、うまくゆかない。精神科学の教科書に、統合失調症の人の表情や振る舞いの特徴を指した記載に、不自然、ぎこちない、生硬、平板、衒気（わざとらしい）などがある。動作を強化することで表現の失敗を修正しようと努力したもののコミュニケーションが不成立に終わった例示だ。

合意に反した表現をしても、周囲の人たちの推察に恵まれるなら、自分の意図を読み取ってもらえる。しかし、大げさ、仰々しい、変わっている、生意気、愛想がないなどの反応を招きがちだ。生体は馴れないものに遭遇すると忌避しようとする反応が生じる。細胞レベルで起きる異物排除の反応に似ている。

●顔面による表情の習得

ボディサインによる表現の失敗は、失敗を本人が認識することができる。自分で修正が可能だ。しかし、顔面表情については、自分で修正することは難しい。自分の表情は鏡でも使わない限り、観察することができないからだ。ところが人は、鏡を使うことなく、それが可能だ。胎児の頃から、自分の顔の形、表情を認識するトレーニングを積んできた成果だ。

子宮内の胎児の様子を超音波画像で観察できるようになってから、胎児が一三週頃から、自分の手で自分の顔をしきりに触れる動作をしていることが知られた。触れた自分の手と、触れられた身体の両方に触覚情報が同時に生じることから、この動作はダブルタッチと名づけられている。

視覚系の基本的なネットワークが形成される二八週頃、並行して体性感覚野も成長する。顔と手のダブルタッチによって胎児は自分の顔の凹凸形状の情報を脳へ伝えることができるようになり、情報が脳で統合される。誕生時にはすでに、体性感覚野から視覚野に信号が伝達されるようになっている。この経過を経ることで、誕生の時点には赤ちゃんは自分の顔面形態の自己認知ができるようになっていると考えられている。

赤ちゃんは自分の表現効果を母親の表情から察知する。その現象をミラーリングという。赤ちゃんは養育者の声や表情から自分の感情表現の効果を知り、自分の表情を調整している。養育者の表情表現が乏しいと、赤ちゃんはこの体験の機会が乏しいまま育つ。表情豊かな子に育てるためには、親も表情豊かを心がけて育児にあたることが望ましい。

ボディサインの出し方、顔面表情の作り方の技量の低さのために、統合失調症の人が社会適応に難渋する場合がある。親が表情豊かを願って工夫をして育てても、認知機能が弱いと、この機能は親の期待どおりには育たない。この課題は、医療で解決することはできない。このような人のコミュニケーションの支障は、社会が寛大になることが現実的な解決策だ。

●コミュニケーション下手と個性

自分の声を聞きながら発声を調節しながら発言する。聴く機能に障害があると、調節が難しい。アクセントが拙い人と会ったとき、その原因が耳の不自由にあると気がつくと、やむを得ないことだと聴き手は納得できる。

統合失調症の人にも、発言に抑揚を欠き、会話の下手な人が少なくない。表現に愛想がない、愛嬌がないとの評価を受けがちとなる。認知機能の弱さのために、発言機能が習熟できなかったことによる。会話機能が拙い統合失調症の人のほうは、聴力障害者のようには周囲の人の理解を得ることができない。

このような特性は、個性として受け入れましょうという市民がいる。一見もっともな提言に感じられるかもしれないが、個性というのは妥当ではない。個性は芸術家の作風を理解する場合などに使われるべき用語だからだ。努力で凌げるレベルを超えている能力の不備、弱点に対して、個性の言葉を充てることは妥当ではない。車イスや白杖を使う人を個性とは言わない。統合失調症の人の生活技術の拙劣を個性と表現することは乱暴である。

VI 不適切とされる行動

思いがけない行動

●本人には自覚がない

統合失調症の人は思いがけない言動をして周囲を驚かせることがある。雑誌「精神医学」で、統合失調症を簡潔に定義する、というテーマの特集が組まれたことがあった。東大教授であった臺弘は、他の症状を挙げず、ただ一つ「思わぬことをすることがある病気である」と書いた。統合失調症といわれる人の特徴の一面をピタリと突いた表現だ。

トイレットペーパーを食べる、ボタンを引きちぎって食べる、ゼムピンを飲み込む、これらの摂食行動は異食と名づけられている。

統合失調症の人は状況にそぐわない言動をする。普段の発言内容とは辻褄が合わない行動をする。その行為を選択した理由を、傍の人には理解できない。行動の始まりが、いかにも唐突という印象を受ける。周囲の人は呆気にとられる。「なんであの人が、あんなことを」と言われる。そして、その変わった行動はいつもというわけではない。

判断機能が欠落しているのではないかと思われる言動をすることがある。傍からは、気遣いがない、考えが足らないとの評価を受ける。

控えるべき場で喫煙する、放尿する、唾を吐く、足音を忍ばせずに歩く、悲しむべき場面で高笑いをする、葬儀でくすくす笑う、など場にそぐわない不適切な行動だ。

言動とはいえない「不適切な振る舞い」もある。状況にそぐわない服装や着こなしはその例だ。冠婚葬祭の場へジーンズ姿で出る。重ね着をして出る。しかもポケットを持ち物で一杯に膨らます。

本人にはそれらが異常であるとか、おかしな振る舞いであるとの自覚はない。周囲の人たちは、それを指摘することは、その人を非難しているような気分に陥るので面と向かっては言いにくい。

これらの言動は思想性とか人生観に根ざしたことではない。考えたうえでの行動選択でもない。自分の言動が招く反応について想像機能が働いていないことと、慣習の習得不足だ。

●行動の認識が曖昧になる

統合失調症の人はしばしば自分の行動の認識が曖昧になる。「行為自己帰属感の欠如」という。

診察の前に、確かめたいから前回のカルテの記載を見せてくれという人がいる。毎回、過去の記録に遡ってしげしげと見入る。診療の進行がはかどらないので、断ると「カルテ開示は医者の義務だろう」と怒り出す。

家族や友人に、自分の発言や予定をしつこく確認する。夕食のとき「今日、おれ会社に行ったよな」と親に確認を求める。確認の仕方が尋常でないとされると病気の扱いを受ける。強迫性障害、強迫性神経症の診断を受けていることがある。

国際診断基準では現象面（言動）のみから診断が下される。言動のどの面に焦点を合わせて観察したかによって病名は変わる。一つの診断名がつけられたからといって、もう一つの診断が誤診であるとはいえない。統合失調症の診断と強迫性障害の診断は矛盾することではない。

このような強迫的確認行為は統合失調症に特有な症状ではない。軽度の知的障害や高齢者の認知症の初期にもしばしば見られる。

曖昧になるのは自分の行為の認識についてだけではない。他人の行動と自分の行動の区別や動機も曖昧になる。他人の行為が、自分の意志で行われたように感じることがある。

人が叱られているのを見ているうちに自分が叱られているような気がして「やめて。もうしませんから」と言ってしまう。テレビで若者の無軌道な行動が報道されているのを見ると、自分が無軌道といわれているような気がする。新聞に、三〇歳無職とあると、自分のことだと思う。その人が事件を起こしたと書いてあると、自分も事件を起こすと書いてあるように思う。

●まとまりを欠く行動

国際診断基準には、「まとまりを欠く言動」がある。念頭にあるのは緊張病性行動である。緊張病性行動でいう緊張は、一般市民が使う「緊張」とは別の意味のことばだ。

市民が使う「緊張」は、人と人、組織と組織、国と国の間に厳しい対立関係があるときに生じる感情を指している。慣れない場や、自分が評価を受ける場に置かれて、気持ちに余裕を失う状態にいるときに出現する感情だ。「緊張病性行動」とは、催事の出番や試験の前に頻繁にトイレに通うといった、いつもとは違う行為をするといった「緊張のあまりといわれる行動」とは別の意味だ。

「緊張病性」は精神科医療の世界だけで使われている独特の用語だ。この用語が日本の精神科医療の世界に存在している理由は、西欧でカタトニー（カタトニア）と呼ばれていた病名を明治の時代に邦訳するときに「緊張病」が充てられたことに由来する。

さらに、カタトニーにもとづく、あるいはカタトニーに類似した状態という意味で「様」あるいは「性」を組み合わせて「緊張病様」、「緊張病性」という用語が創られた。緊張病性行動とは緊張のあまりの行動という意味ではなく、「緊張病型統合失調症という病気にもとづく行動」という意味だ。「病」の文字がつくかつかないかで意味がまったく違うというのは精神科医療の世界にだけで通じる理屈だ。

最近は市民一般がいう「精神的緊張」と精神障害の「緊張病性症状」の表現を明確に区別するため、「緊張病様」、「緊張病性」を用いずに原語の「カタトニー（カタトニア）」で表記することが多くなっている。

緊張病性行動の典型は、混乱した運動過多の状態と動作が消失する状態の二つがある。

運動過多では、個々の動作間のつながりが失われ、意志の制御を逸脱した衝動行動が出現する。絶えず動きまわり、大声をあげ、手あたり次第に物を壊す、人を攻撃する、自傷行為をする。これらの運動過多をカタトニー性興奮（緊張病性興奮）と呼ぶ。

●突然の行動停止

言語表現や行動が停止するほうの緊張病状態では自発的な行動が消失するだけでなく、話しかけにも反応しなくなる。

統合失調症の行動停止を昏迷と呼ぶ。昏迷は、意識状態が清明に保たれるように感じられるにもかかわらず、一切の意志表出、自発的言動がない状態につけられた症状名だ。

昏迷の程度には軽重がある。重度では、食事をとらず、臥床したまま、排泄は下着を漏らすままになる。昏迷は突然に出現する。食事やレクレーションなど、それまでやっていた行動を中断する。歩いていた人が急に立ち止まる。立っている人が彫像のように倒れる。そのとき腕で頭部や身体をかばわないので怪我をすることがある。

昏迷の状態では動作は停止しているが、認識や思考は完全には停止してはいない。後に昏迷が解けると、本人は昏迷状態の間に見聞した外部の状況や体験していたことを想起して話すことができる。後になって当人は、動くことを禁止されていたと感じていたと述べることがある。また夢の世界にいたようでなんとも説明できない体験だったと述べることがある。

成り立ちがカタトニーに近い症状に「支離滅裂な言動」がある。思考は停止していないが、言動が思考の制御を失っている状態だ。

緊張病（カタトニー）性行動には、その表現形の特徴に対応した個々の名称がつけられている。「常同行為」、「蝋屈症」、「拒絶症」などだ。

反響　こだまを連想して作られた用語だ。相手から話しかけられたことをオウム返しに繰り返す。「反響言語」という。仕草の場合は相手のポーズを模写したように真似る。「反響動作」という。反響行為は自分が行っている行為と他人が行っている行為を区別する機能が働いていないからだと学者は考えている。

蝋屈症　他人にとらされた不自然な姿態を彫像のようにとり続ける症状だ。

蝋屈の状態にある患者の四肢を他人が曲げようとすると、固さともろさを併せたような抵抗が感じられる。その感じが蝋細工の人形の手足を曲げようとするときに似ているというところから、この名がつけられた。

拒絶症　周囲の人たちからの働きかけに応えることや、促された言動をかたくなに拒否する行動特性につけられた症状名だ。座りなさいと言われても、座らず立ち続ける。食べることを勧められると口を堅く閉じる。

拒絶症の人は会話も拒絶する。イヤ、キライ、ムリなどの理由があって拒絶しているわけではなさそうだ。拒絶の理由を周囲の人たちは理解できないので、病気の症状だとされた。

拒絶行動は思考の結果から選択された行為であるとは思えない。拒絶症から抜け出した後には「何となくしたくなかったので、しなかった」、「なぜ拒絶したのか自分ではわからない」と言う。拒食の場合は、「母はことばでは食べなさいと言ったが、目配せで、本当は食べてはいけないよ、と伝えていたので食べなかった」と述べる。

常同　同じ発言、同じ動作を繰り返す。あるいは、生活習慣や発想・思考が画一的なことを世間では常同という。ステレオタイプともいう。常同はその表現を借りた用語だ。

病棟には硬い表情で黙々と廊下を行ったり来たりしている人をしばしば見る。このとき呼びかけられても大抵返事がない。応答があっても上の空だ。このとき、歩きながら、腕や頭をリズミカルに振るといった儀式的に見える反復行動をすることがある。このような歩行を指して、その昔デリカシーに欠けることば遣いをする精神科医が「徘徊」と礼を欠く用語を作った。

行動のスイッチ

●劇的な言動の変化

異常行動が徐々に進行する、あるいは徐々に消退するというのなら、その変化は症状形成に関わっているネットワークが強固になった、もしくは弱体化したのだろうと想像できる。変化は学習の成果であると解釈することが可能だ。

しかし統合失調症には、その解釈では説明がつかない劇的な言動の変化が出現することがある。ネットワークを瞬時に動かすスイッチに駆動されて、その変化が起きたと考えるなら、病状の急激な変化はスイッチのオン／オフがもたらした現象であるとの想定が可能となる。

アメリカ合衆国のカンザス州にメニンガークリニックという大きな精神病院がある。一九五一年カンザスに大洪水があった。そのときに二〇年以上入院していた無口で引っ込み思案と思われていた人たちが、どうやって洪水被害に対処すべきかの協議に加わり、数日間土嚢を積み上げる作業をしたので、周囲の人たちが驚いた。洪水が引いた後、これらの人たちは再び以前と同じ態度になり、うち解けない状態に戻ったことが報告された。

一九九五年の阪神淡路大震災でも同様のことを聞いた。ふだんは近所付き合いを避けるように引きこもりの生活を送っていた人が避難所で役割分担に参加したので，家人を驚かせたというのだ。

統合失調症の意欲の欠如の現れとされる引きこもりの状態のなかには、能力が低下や消失したのではなく、能力は保持しているが、それを表出しなくなっている場合があると思われる。

「能力があるが、やる気がないので、しない」と「やる気はあるけど能力がないために、しない」の見分けは容易ではない。能力のない人に無理な訓練を課すると、成果が得られないばかりでなく、虐待に終わる。スイッチのメカニズムが解明されるまでは、統合失調症の人が「やらないこと」は「できないこと」だと解釈しておくべきだろう。

●スイッチ・オン

スイッチ・オンは、周囲の人に都合がよい言動のみを促すとは限らない。統合失調症の人は、なんであのようなことをと世間を驚かせる反社会的な重大な行為をすることがある。

公然わいせつの犯歴を重ねつつある五十代の患者。路上で女性と二人きりになる状況があると性器を見せてしまう。「スイッチが入るんですね。見せたくてどうしようもなくなる」と彼は言う。矯正効果があるという治療を受けたが成果はなかった。事件を起こすたびに職を失い、今は生活保護を受けながら、ひっそりと暮らしている。女性と顔を合わさなければ事件を起こさない。彼がたどり着いた再犯防止策は外出しないことだ。弁当を買いにコンビニへ行く以外は終日自室にこもり、ひたすらテレビとにらめっこの生活だと言う。

入社式で社長が式辞を述べているときに、携帯電話をかけて、即刻入社を取り消された人がいた。

入社式に列席しているうちにスイッチが入って入社式の模様を誰かに報告したくなったと思われる。

万引き癖の人がいる。コンビニやスーパーで菓子パンに目が止まると、思わず盗る。スイッチが入る。菓子パンを盗ったことがを引き金になったかのように、それから手あたり次第に商品をカゴに入れる。毎日というわけではない。毎週何回かは買い物に出るが、万引きは年に一回あるかなしかの頻度だ。一般市民は一生に一度も万引きをしない。年に一度現行犯で捕まることは人生における大事件であることには相違ない。

臺弘が、統合失調症の特徴は「変わったことを言ったりしたりすることがある」と指摘したことは、スイッチの存在と、スイッチがオンとなることがまれであることを表現したものと私は受け取った。スイッチが促したように見える衝動的行為は、中安信夫が指摘する脳の「自生」活動によることかもしれない。

●ネットワークが切り替わる

統合失調症の人が混乱した話をするので、周囲の人には発言の意図が理解できないことがある。ところがその人がマスコミや行政機関へ出した投書には筋が通った文章を書いていることがある。スイッチが切り替わって、会話をしているときと手紙を書いているときは別のネットワークが活動していると思われる。

行動にスイッチの存在を示唆される現象が見られることは精神障害に限らない。ノンフィクションであると強調されている『刑務所の読書クラブ』(ブロットマン・M)には、そのような衝動に翻弄される(統合失調症ではない)人が描写されている。「車だろ、女だろ、危険とかルール無用とか聞くと手を出さずにはいられないんだよな」と、トラブルがあるとつい首をつっこんでしまい、自己破壊的な行動をとってしまうことで何度も仮釈放のチャンスを自らつぶすスティーヴンという懲役囚、幼い子どもを何人か殺したロイシュナーという懲役囚が描写されている。ロイシュナーは質問に「何かが私に取り憑く。そうなるともう自分ではどうしようもない。私にわかるのはそれだけだ」と答える。

言動だけではない。急に意識を失い、けいれんをきたすてんかん性発作、便意を催すと排便を制御できなくなる過敏性大腸症などの精神病性とはいえない現象も所在が明らかでないスイッチが関与することで起きる現象だろう。

家族には辻褄が合わない話をしていた認知症の高齢者が、その数分後に会った来客とはまともな会話をしていることがある。この場合も、相手によって使われるネットワークが切り替ったと解釈すると納得がゆく。

急に現れて、いつの間にか消失する急性と呼ばれる精神病症状の原因は、スイッチが作動し活動するネットワークが切り替わったことによる可能性がある。

スイッチの存在が示唆される言動の急激な変貌は統合失調症に限らない。健常市民が「はまる」、「目覚める」、「切り替える」、「悟る」、「諦める」、「我に返る」、「ビビビときた」で表現される言動の変更は、関与するネットワークが変更された可能性がある。「飽きる」や「火事場の馬鹿力」もそうだろう。

感情表現

●身振り手振りの表現が地味

統合失調症の特徴に、「表現や仕草が物足りない。世間との関わりが下手」の指摘がある。

周辺の人たちは、多くの統合失調症の人から何となく物足りない印象を受ける。統合失調症の人には表情豊かという人は少ない。身振り手振りの表現が地味だ。この人には燃えるときがあるのだろうかと思うほどクールな印象を受ける人が多い。

ＤＳＭには統合失調症の診断基準に「陰性症状」を挙げている。陰性症状とは、会話の貧困、社会的引きこもり、社会的能力の低下、関心喪失、目的欠如、無為、自分のことに没頭した態度、感情の平板化、意欲の欠如などを総称して名づけられた用語だ。この症状群は二六頁に述べた統合失調症と診断された人の特徴に重なる。この特徴は「陽性症状と陰性症状」の見出しのもとにコラムとして別掲する。

●乏しい感情表現

統合失調症の人には病状が進行すると、感情反応をどこかに置き忘れてきたかのようになることがある。悲しむと思われるときにふさいだ表情を表さない。怒るべき場合に超然とした態度をとる。嬉しいと感じていると想像される事態に硬い表情を保つ。

それらの態度から、感情の動きをなくしたかのような印象を受けるが、話を聞いていると、そうではなく表現機能（アウトプット）が損なわれたことによることだとわかってくる。アウトプットの障害は、表現器官である顔面表情筋の機能不調ではなく、筋肉の動きを指示する脳神経のネットワーク（X章一二八頁参照）の機能不調の表れだ。

このような不適切な感情表現は多数派市民に違和感を起こさせる。しかし本人にはなぜ違和感を持たれたかがわからない。ただ敬遠された記憶が残る。

世間から受け入れられにくい、馴染めないと感じた体験は、気後れを生み、人との交わりに消極的になる。それが引きこもる生活に至る心理的な動機の一つとなるようだ。

このような統合失調症の人たちに、暮らしにくいと感じさせないためには、市民は、奇異と感じても、馬鹿にする態度や、所属社会から排除するような態度をとることを控え、寛容的に受容することが必要だ。

◆コラム　陽性症状と陰性症状

陽性症状、陰性症状という用語を目にしたことがあるだろう。

統合失調症にそのような名の症状が具体的に存在しているわけではない。すべての病的言動を、陽性症状、陰性症状の二つに分けようとの意図から作られた便宜上の用語だ。

この用語を作った人は、健常市民とは、社会に対する関心を持ち、自分だけの世界に引きこもることをしない人々であるとの考えを持っている。また、健常市民は社会活動に参加し、市民の役割をこなしながら生活をする人々だとする考えが前提にある。意欲や社交性が「ある」のが健常な人の姿であると想定している。「陰性症状」とは、本来健常市民が有しているとされるこれらの精神機能が失われた状態に出現する言動を指すために提言された。

また、健常市民には妄想や奇妙な行動は「ない」と想定する。本来「ない」はずの妄想や奇妙な言動が出現した場合は、その症状を「陽性症状」と呼ぶことにするとした。また、言動それ自体は異常とはいえないが、それがとくに誇張されて表出されている場合も「陽性症状」と呼ぶことにするとされた。

この提言は多くの精神科医の賛同を得た。今では数十の症状が陰・陽のどちらかに所属するように分けられている。分けられた症状と症状の間には科学的論理的な関連が想定されているわけではい。陽・陰に分けられた選択の根拠は言動が醸し出す雰囲気と命名した学者の思いつきだ。この考え方は西欧で生まれた。

西欧には「陽性症状、陰性症状」が提唱されるより前にも、「派手な」言動と「貧困」な言動という見方で、言動を二分する分類法があったが、支持されることがなく終わった。ところが一九八〇年頃から「陽・陰（ポジティブ・ネガティブ）」二分法が提唱されると、すぐに精神科医たちに受け入れられて普及したのだった。

長・半、コインの裏・表といった賭博の勝ち負けを決めるルールがある。敵と味方、主流派と反主流派、右派と左派、非情家と温情家などと人を二つに分けて付き合う考え方がある。国家を、東国と西国、先進国と発展途上国、農業国と工業国に分けて理解する。といったように、何事も二分する見方はわかりやすい。わかりやすい分類は受け入れられやすい。なり足りない部分を陰物、なり余ったものを陽物と呼ぶように、日本でも陰陽の見方で物事を二分する考えが汎用されてきた。日本にも陰陽二分法を受け入れやすい素地がある。

精神医学の領域で陽・陰（ポジティブ・ネガティブ）二分法が普及したのは、脳か心か、身体か精神か、物質かことばか、などと、現象を単純化して二分する説明がわかりやすかったからだと思われる。症状を二つの類型にあてはめる考え方は、ＩＣＤの作成にあたっても取り入れられた。有力な研究者の個人的な思いつきから始まったことであるが、年月が経つと定説となった。今では陽・陰の評価尺度（英語でPANSSという）が開発されるほど、陰・陽二分の考えは、権威を持つに至っている。しかし、多面性を持つ多くの症状項目を陽性症状、陰性症状というただ二つに分けることには無理がある。

陽性、陰性の考え方は研究者によって違いがある。はじめに紹介した定義は初期の考え方の一つだ。現在は次の四つの考え方がある。

①中枢神経の活動を上位と下位に分ける。上位機能の統制から下位機能が解放されたことによって現れた言動を陽性症状とする。中枢神経系の進化の方向を逆にたどって、上位機能が失われたことによって現れた言動を陰性症状とする。この想定は陰性症状・陽性症状の提唱の始まりでもある

②派手な言動として表現される症状を陽性症状とし、無感動、緩慢な行動と思考、意欲欠如、引きこもり、内容と量ともに乏しい会話などを臨床的貧困と総括して陰性症状とする

③妄想、幻覚、緊張病性運動症状を陽性症状とし、感情鈍麻、無感情を陰性症状とする。これに関わりの障害（嫌人的態度）を加えて統合失調症の三症状とする

④幻覚、妄想、思考滅裂などを正常脳機能の過剰あるいはゆがみと見なして陽性症状と名づける。この立場では、感情平板化、会話貧困、意欲欠如を正常機能の減退または喪失と解釈して陰性症状と呼ぶ

近年は④の考え方が主流となっている。同時に、精神症状を陽性症状・陰性症状に二分することは妥当でないという考えも強くなっている。脳の機能を上位機能と下位機能に分けようとしても、脳組織の損傷と精神症状の関連は不明なことが多いからだ。たとえば幻聴は陽性症状とされるが、聴覚刺激の処理などの認知機能の低下から生じていると考えるなら、本来存在しているはずの機能が消失したのであるから陰性症状としなければならない。

「感情の平板化」、「言語の貧困」、「社会性の喪失」、「意欲・発動性の低下」、「失快楽症」の五項目を包括して一つの陰性症状とする右記④の考えが広まってはいるが、果たしてこの五項目の症状のメカニズムには包括すべき根拠があるかについても疑問を持つ研究者が少なくない。

日が沈んで暗くなる、日が昇って明るくなるといった現象であれば、陰陽二分の解釈は妥当である。しかし、酸っぱさが強すぎるから、砂糖を加えるといった味付けの工夫を酸糖二分の理論づけで説明するわけにはゆかない。酸と糖は別物だからだ。精神現象の変化のメカニズムは躁が引っ込んだからうつが顔を出したと解釈できるように単純ではない。

最近は統合失調症においては、陽性症状、陰性症状の他に、認知障害という症状をまとめる第三のカテゴリを設けて、特徴症状を三つに分類しようとの考えが出ている。

VII 診断基準にはないが重要な症状

重要な症状であるにもかかわらず、研究者が本病の特徴としない項目、あるいはＤＳＭが診断基準には取り上げていない項目がある。その幾つかを、取り上げられなかった理由を添えて挙げる。

●不眠

ほとんどの患者は不眠に悩まされる。不眠が強い入院患者は、不眠を紛らわせようとして夜中廊下を行ったり来たりしている。ベッドに横になっていても、目がギラギラ状態である。

病棟には睡眠を促す目的の薬が処方されている患者が多い。本人の希望よりも、眠らず歩き回られるのは他の患者に迷惑であるとか、不眠を見かねた看護スタッフからの進言で医師が処方を始めることが多い。クロルプロマジンが精神科病棟で使用された動機が、患者本人のためというよりも、病棟秩序のためであったことに似ている（XI章参照）。

睡眠薬を連用していると、服用をやめたときの睡眠が物足りなくなる。睡眠薬をやめたくなくなる。

習慣性がついたという状態になる。

ボランティアの若者を長時間（二六四時間）眠らせないでおくと、どういう状態になるかをみた実験的観察の報告がある。被験者には、興奮、幻覚、妄想などの精神疾患に類似する症状が出現した。健常な精神状態のためには睡眠が重要であることを示している。しかし、この実験がもとで、永続的な精神障害が出現したとは報告されていない。実験の影響は一時的だったのであろう。世間には前立腺肥大、尿道炎などの頻尿や、睡眠時無呼吸症によって長期の細切れ睡眠を余儀なくされる人は多いが、これらの原因による頻繁な断眠がもとで精神障害を発症する人はいない。

動物を実験的に不眠を強制する環境に置くと死亡する。長期に睡眠剥奪を強制する状態を、ヒトを対象に設定することはできないが、病苦のために眠れなくなった状態が続くと、ヒトは精神障害を発症する以前に身体面の不調をきたし、死に至るだろうと私は考えている。

哺乳動物には覚醒状態と睡眠状態がある。睡眠状態はさらにレム睡眠とノンレム睡眠の二つの相に分けられる。つまり哺乳動物は一日の間に三つの相の間を往き来しながら生活をしている。

ノンレム睡眠とレム睡眠の間を移行するについては、脳幹橋に存在している細胞群がスイッチの役割をして相の移行を促していると考えられている。ところがヒトを覚醒から眠りに落とすことに関与するスイッチに相当する単一な神経機構は見つかっていない。脳幹には多様な細胞群と神経機構が混在して、それらが複雑に関わりあって、動物を眠りに誘い込んでいるらしい。

不眠は統合失調症の重要な症状であるにもかかわらず、国際診断基準に挙げられていないのは、疾患特異性が低いからだ。疾患特異性が低いとは、統合失調症のみに出現する現象ではない、という意味だ。精神障害になったことによって不眠になったのか、不眠がもとで精神不調となったのかなど、統合失調症と不眠の因果関係はまだわかっていない。

入眠のメカニズムがわからないまま、「良質」な睡眠を保証するというまことしやかな表現のもとで、強引に睡眠へ導く化学物質が開発され、治療薬として汎用されている。それらの化学物質がもたらす人工睡眠は自然睡眠とどう違うのか、立ち止まって、その影響ともども吟味すべきである。

●頭重・頭痛

頭重・頭痛は、統合失調症の、とくに初期の人が訴えることが多い症状だ。頭重・頭痛の症状の表現に具体性が欠けるところが統合失調症の頭痛の特徴だ。

統合失調症の人が訴える病理的裏付けのない自覚症状を、精神病性症状と神経症性症状とに分ける解説書がある。そのような立場の解説書では、頭重・頭痛は神経症性症状のなかに分類されている。訴えても医師から心配過剰とか、神経症（ノイローゼ）扱いされるので、医師不信、医療不信の原因となることがある。

さまざまな方法で検索しても、原因となっていそうな脳組織の異常が見出せない。

●疲れやすい・全身倦怠感

疲れやすい（易疲労性）と全身倦怠感はしばしば訴えられる症状だ。他科の医師からは神経症性の不定愁訴とされることがある。甲状腺機能低下症や慢性疲労症など統合失調症以外の疾患を疑われることがある。自律神経失調症というもっともらしい病名をつけられたという人がいる。易疲労性と全身倦怠感を訴える若年の患者は低血圧と低体温であることが多い。関連がありそうだが、定かではない。易疲労性と全身倦怠感に悩む人は活気が乏しい。この様子をうつと見なす医師がいる。

●頑固な偏食

統合失調症と知的障害の人には頑固な偏食の人が少なくない。ここでいう偏食は食べ物の好き嫌いではない。これしか食べない食習慣のことだ。

サンリツパンしか食べないという人の例がある（サンリツパンは軽く甘みをつけたソフトビスケットのようなパン）。その人は数十年サンリツパンだけを食べていたという。この人が四〇歳になったときサンリツパンが販売されなくなった。サンリツパンに似たパンを出したが一月近く不食が続いた。空腹には勝てなかったのだろう、それからぼつぼつ出された給食を食べるようになって、偏食は解消した。

味覚の成育は遺伝子が誘導することではない。学習の結果だ。健全な味覚機能の成育のためには乳幼児期の食事のしつけが重要だ。

●記憶の障害

多くの（特に初期の）統合失調症の人は自分の記憶力に頼りなさを感じている。記憶は、記銘、保持、想起の作業からなると説明される。これらの作業のどれかがうまく行われない現象を、記憶障害という。統合失調症の人の記憶障害は、過去の体験を円滑に呼び起こすことができないところから気づかれる。

また、今自分がしようと思っていたことや、ほんの少し前に聞いたことをまったく思い出せなくなることがある。「即時記憶の障害」と名づけられている。記憶内容の保持に支障が生じるのだ。

統合失調症の人はすぐ前のことは覚えていないにもかかわらず、ずっと以前の出来事はよく覚えていることがある。それが目立つと、統合失調症の人は記憶力がよいといわれることになる。「あの人はあのときどう言った」、「どういうことを自分にした」といったことをいつまでも言うので、執念深いといわれる原因になる。

記憶機能が優れているためではなく、生活が単調なところに原因がある。統合失調症の人は少ない体験を反芻するので、過去の体験が記憶から去らないのだ。恋多き乙女は過去の恋人の思い出はどんどん薄れてゆくものだ。恋が少ない人は、かつての恋人のことをいつまでも忘れない。過去の恋にこだわっている人が記憶機能がよいとはいえない。

行為自己帰属感覚の希薄は記憶機能の弱さと表裏一体だ。統合失調症の人は受けた恩を石に刻んでおくことが不得手という人が多い。人間関係の維持において、この特性は不利に作用する。

記憶機能が弱い人が統合失調症になりやすいのか、統合失調症になったために記憶機能が低下したのか、結論は出ていない。

◆コラム　記憶は不正確で変形する

統合失調症に限らず記憶内容は保存中に変形する特性がある。

オーストラリアで起きた有名な事件がある。この事件の当事者は統合失調症の人ではないが、記憶内容が変形する例として引用する。

ある人が性的暴行を行ったとして、被害者に名指しされて逮捕された。ところが犯人とされた人は、犯行があったとされた時にテレビに生出演していたというアリバイがあった。しかも被害者はそのテレビ番組を見ていた。被害証言の間違いは、犯人のイメージとテレビで見た人のイメージの混同が起きたことが原因であった。

このような注目を浴びた例は、記録され、報告されるので、歴史に残る。記録に残るほどではない類似の出来事は数多くが市中に埋もれているのだろう。

内容が類似したエピソード、あるいは時間的に近接したエピソード記憶の溶融が起きることはまれでないことが、犯罪事件の目撃証言を検討した研究で知られている。感情とかかわりが強い出来事についての記憶はとくに内容の溶融が起きやすい。記憶の変形にはレム睡眠が関わっていると信じられている。

統合失調症の代表的な症状とされる妄想のなかには、変形された記憶が紛れ込んでいる可能性がある。記憶が不正確であることを実証したロフタスの有名な観察がある。健常市民を二つのグループに分け、車が衝突する映像を見せる。時間を置いて被験者に事故の様子を再現してもらう。

そのとき窓ガラスはどうなりましたかの質問を加えて記憶の再現を指示されたグループには、割れたと答えた人が二倍いたという結果だった。映像にはガラスが割れた場面はなかった。質問のされ方によって、思い出し方が影響を受ける例として、しばしば引用される有名な観察実験だ。

●行為予測機能の不全

統合失調症の人は、自分の行為の影響や結果に見当をつけることが下手だ。自分の能力に見当をつける機能も低い。自分にできそうなことと、できそうにないことの見分けをつけることができない。この特徴を「行為予測機能の不全」という。

地位や権力を獲得した市民が「できる、できないなんて考えても仕方がありません。やるしかありません」と決意を述べると、決断力がある、責任感があるとされて賞賛されることが多い。実行を躊躇していると、慎重な人であると高評価を受けることがある。

ところが統合失調症の診断を受けている人が、同じ発言をすると、いい加減な人であるとの低評価になる。同じ言動に対する世間の評価が統合失調症の病名がつけられる前と、つけられた以後で変わることがしばしば起きる。このため、「診断を受けると烙印を押される」と言って、市民が精神科医療機関に近づくことを嫌う。

行為予測機能の不全は統合失調症の特性であるとはいえない。太平洋戦争を始めた日本帝国の指導者のかなりはそのような人々だったのではないだろうか。

●漠然とした不安

統合失調症の人はしばしば不安な気分に陥り、それを苦痛に感じる。不安のあまり、言動が混乱する。不安は神経症（ノイローゼ、神経症性障害）においても大きなテーマだ。

神経症の不安と統合失調症の不安には違いがあるようにみえる。神経症における不安は、心配のし過ぎによるものだ。健常な思考の行き過ぎといえる現象だ。心配が昂じて不安になる。

統合失調症では、心配のし過ぎどころか、まったく心配をしていないことがある。その結果、いざという事態に直面するとうろたえる。多少でも心配をしていたなら、不安解消のための段取りができていただろうに、と思うことが多い。

統合失調症の不安は、不安の対象と程度が漠然としていることも特徴といえる。

披露宴の衣装を和装にするのか、洋装にするのかに悩んで情緒不安定になった人がいた。彼氏も親も、自分が好きなようにしたらよいと言うが、自分では決められないと言うのだ。決められないだけでない。日々の家事が手につかない。挙げ句は、こんなことでは結婚生活はやってゆけそうもないと悩む。

ことばにすると「何となく」不安なのだ。本人が説明できないのであるから、他人が理解できないのはやむを得ない。

○具体的なアドバイスが有効

統合失調症のこのような不安に対して抽象的な励ましは支えにならない。得られた答えが漠然としていると、かえって焦燥感が増す。

統合失調症の人の漠然としたに不安に対しては、内容を整理して見える化に努める。見えてきた課題に対して、具体的に方策を教示することが有効だ。前述の場合は、貸し衣装店で試着してもらい、彼氏や親が「君にはウエディングドレスのほうが似合うよ」と保証するように強調するのがよい。そして、方向が決まったら、「どうしてドレスにしたの」と問い返すことが肝要だ。復唱することによって，自分が出した結論に納得することができる。

転居先で馴染めるかと不安を感じている人には、「馴染み方を教えますから実行してください」と宣言する。引っ越すときは洗剤かタオルを買って、向こう三軒両隣に挨拶をすることを指示する。挨拶と自己紹介の口上はこうすると具体的に教える。教えた口上を、本番をイメージして反復練習してもらう。ご近所に挨拶をするとき、他にもどこへ挨拶に行くのがよいのかを聞いて、そこへも挨拶をしておくとよいと教える。教えたことを復唱してもらう。

収入減少を心配している人には、減少が見込まれるのはいつまでなのか、その間どのくらいの出費が予想されるのか、金額の見当をつけて、漠然を具体化する。それが行政からの支援が受けられそうな心配事であれば､行政の担当係に話をつなぐ。展望と対策を具体的に提示してあげることが有効だ。

行政へ相談したなら，相談後に相談時の様子を再現してもらい、支援を受けられそうなことと無理なことを明確化するように導く。

相談を受ける人は、自分の考えを押しつけて従わせるのではなく、本人が結論に到達するよう誘導するのがよい。結論の正非よりも本人の自尊心の尊重を優先したい。復唱は統合失調症の人の記憶機能の弱さを補う効用がある。

○不安が恐怖・混乱へ

統合失調症の人は些細なことを重大に考えすぎる傾向がある。どちらに転んだとしても、たいしたことにはならない、と考えることができない。ドパミン神経系の過活動がなせる悩みだ（一三五頁参照）。

今の状況がわからないので、先が読めない、方針を決めることができない、当てずっぽうで対処せざるをえないところからくる不安だ。不安が恐怖の感情と結びついて、思考に合理性が失われる傾向がある。

△△の事態（あるいは事件）が起きそうだ、とは感じるが、起きたらどうなるかの見当はつけられない。「もしも、その事態になったら大変なことになります」と言って回るほかはない。

周囲からは、「大げさに心配している」と言われる。危機が切迫しているというのに理解してくれる人は得られず、助けてくれる人もいない。ただただ大変な事態になるという恐怖と、自分にはどうすることもできないという焦りが昂じる。

アリエティは、統合失調症の不安症状はカタトニー症状である、との見解である。幼児期に自分の行為に対する確信の感覚を育成することができず、対策を選択して行動方針を決める自分の能力への信頼を育てられなかったことに原因があると述べている。

統合失調症の人は子どもの頃、親に言われたとおりにする習慣を身につけ、自由な意志を行使する能力が生育不全のままである。自分の意志で方針を決定することに罪悪感がある。自分で方針を選択してゆかなければならなくなったときに、相反する感情が並立して決定できなくなる。自分は誤った選択をしたのではないかと、あれやこれやと考えてしまう。恋愛、性関係、結婚、離婚、転職などの決断を下すとき、強い不安が生じるとアリエティは言う。

自分一人で物事を決めるように勇気づけ、その決定の結果をまわりがとやかく言わないことが肝要だとアリエティは提言している。傾聴すべき見解だ。

●脳機能低下は一律ではない

神経のネットワークには、もろく壊れやすい組織と強固で壊れにくい組織があるように思われる。統合失調症を発症すると多方面の脳機能が低下する。その一方で、発症しても低下が見られない機能がある。低下する機能と低下しない機能に乖離があることが統合失調症の特徴だ。能力の低下の出現は、どの機能のネットワークが活動を停止するかで決まるように見える。

統合失調症には独語はあるが、うわ言はない。つまり意識障害になることはない。見当識障害は見られない。すなわち、今日は何月何日であるか、自分が今どこにいるか、などがわからなくなることはない。時計を見て時刻を知る能力、目的の人を訪ねて行く、などの能力の低下はない。

統合失調症には日常的な作業機能の低下はない。いかに重症となっても、自転車に乗れなくなることはない。箸を使って食事を摂ることができなくなることはない。新聞を読むことができなくなることはない。自動車の運転操作ができなくなることはない。暗算ができなくなることはない。文字を書けなくなることはない。銀行の支払機を使えなくなることはない。券売機で乗車券を買うことができなくなることはない。育児中の母親であれば、赤ちゃんを抱くことができないということはない。お乳をあげられないということはない。これらの作業をこなせるにもかかわらず生活が困難であることが統合失調症の障害特性だ。

統合失調症の発病と経過の諸説

VIII 発病の時期

●二つの考え方

ほとんどの患者は、発病の日を特定することができない。統合失調症に限らない。発病の時点を特定できないのは、多くの慢性病に共通することだ。糖尿病も高血圧症もいつの間にか始まる。そして、発病していることを、ある日突然知る。

統合失調症の発病の時期については二つの考えがある。一つは、命（個体）の発生とともに始まるとする考えだ。もう一つは思春期に始まるとする考えだ。

幼児期

●幼児は考慮外

診断基準を作成した学者たちに「幼児には統合失調症はないのですか」と尋ねるなら、「ありません」の答が返ってくるだろう。

さらに、「あるとか、ないとか、そんなことは考えたことないなア」が加えられるかもしれない。

国際診断基準ＤＳＭの「申し合わせ」を思い出していただきたい。基準は、思春期以後の人たちを念頭において作成されたものだ。幼児の統合失調症の存在は念頭にない。子どもについては考慮外とされたのは、「妄想」、「幻覚」、「思考の貧困」などの評価を、幼児を対象に行うことは難しいという理由があるからだろう。

診断基準には、「対人関係、学業、自己管理が水準に達しない」の項目が設定されている。幼児にそれを疑うことができても、思春期以後の人たちに対するのと同じように評価することはできないからだろう。質問を「統合失調症と同じメカニズムの精神障害が幼児には存在しないのですか」に変えるなら、「存在していると思います」の答があるだろう。

数十年前から、幼児に成人の統合失調症（当時は精神分裂病）と同じメカニズムの精神障害があると公表していた研究者たちがいた。ところが、研究者たちは、幼児に精神分裂病の病名をつけることにためらいがあった。別の病名が模索された。その結果、「オーティズム、あるいはオーティズム的な子」と呼ぶことが提唱された。日本では「早期幼児自閉症」や「自閉症児」と訳出された。この新語は、誤解・偏見のもとになった。なぜなら、「自閉」には、人嫌いで、自ら積極的に人に背を向けて、自分の世界に閉じこもるというイメージがあるからだ。

実際には、オーティズムの子、オーティズム的な子は、人と適切な距離をとることが下手で、人付き合いが苦手であるが、人嫌いというわけではないし、自ら人間関係に背を向けているわけでもない。寂しがり屋の子が少なくない。

知的障害児の療育施設では「自閉的」、「自閉系」、「自閉児」、「自閉がかった子」は日常的に使われる用語だ。そこでの「自閉」は、自らを閉ざして人との交流を拒絶するという意味ではない。扱いにくい、しつけにくいの意味だ。

これまでは、精神・知的面の脳機能に欠陥がある子は、軽度、中等度、重度の接頭語をつけて、精神遅滞、精神薄弱、知的障害などと呼ばれてきた。脳機能の評価は小学校での学習の習得の能力の判定や知能指数によってなされていた。しかし、この古典的な物差しだけでは、子どもの脳機能の状態を表現しきれない。そこで、新たな物差しが考案された。新たな物差しを用いて対象を見るなら、これまで見えていなかった新たな特徴が見えてくる。新たな病名、障害名が生まれた。自閉症、アスペルガー症候群、注意欠陥・多動性障害、行為障害、反抗挑戦性障害などだ。これらの障害は脳組織の生育のつまずきに起因していると解された。これらの新障害名を新しいカテゴリにまとめようという機運が起きた。そのカテゴリに対して日本では「発達障害」という名称が設定された。この新語は市民の間に誤解と混乱を招いた。

発達障害の名称は、米語に直訳邦語を充てはめて作成されたものだ。かつてデメンチア プレコックスがヨーロッパから伝わってきたとき、その邦訳語を「早発痴呆」とすることが提唱されたが受け入れられなく終わった。「早発痴呆」が日本語に馴染みにくい表現であったという理由が大きい。外来語を邦語に変換するときには、日本語に馴染む表現であるかの吟味が必要である。

「発達障害」の名称の採用には、かつて「早発痴呆」が受け入れられなかった体験が生かされていない。

受精から生命が始まる。受精卵ができる現象は発生という。発生の初期に生育が順調に進行しない場合を「発生障害」と表現する。胎児期の後期以後の生育は発育と呼ぶことになっている。発育が順調に進行しない場合を「発育障害」という。発育が停止する場合を「不育症」という。

生まれてからは、「成育」とか「成長」とか表現するのが、市民が馴染んできた邦語の習わしだ。「発達障害」はその習わしが無視された用語だ。そのことが誤解と混乱の源と思われる。

米語では「発達」と「成長」を分けずに表現することが多いようだが、邦語ではそうではない。「発達」と「成長」は分けて使われている。

水泳教室に通って上手に泳げるようになった子を、水泳が発達したとは言わない。絵画教室に参加して絵が上手になった子をお絵かきが発達したとも言わない。人体以外での生物でも、例えば植物が実をつけていく過程を、苗が発達するとは言わない。工業製品の場合では、発達は代を重ねて機能が改良される場合使われる。同一世代でクラウンの乗り心地がよくなった場合はマイナーチェンジとか改良という。クラウンの「発達」はモデルチェンジの積み重ねの成果だと表現するのが日本のことば遣いの習わしだ。「発達障害」のことばを愛用する精神科医には、子どもが育つと言わず「定型発達する」と日本語離れした表現をすることを好む医師がいる。

ことばは時代とともに変化するものだというものの、成長にともなって露わとなった欠陥を「発達障害」と表現することは妥当ではない。

新たに「発達障害」と呼ばれることになった子には、知能が低い子（低ＩＱ児）と低くない子がいる。「発達障害」を提唱した学者たちは、低ＩＱ児のほうは、発達障害のなかには入れないという定義も加えた。脳機能不全児を知的障害と発達障害に二分することにしたのだ。これは現実無視だ。

そこで、現実と折り合うべく、発達障害児のなかのＩＱが低くないタイプのほうにはハイパーファンクションという接頭語を被せることが思いつかれた。この考えに同調した日本の学者は「高機能」という邦訳語を充てることにした。

発達障害児の脳が高機能といえるはずはない。「高機能」の邦訳語を考えついた学者は言い訳も用意した。高機能とは脳の機能が高いという意味ではない、ＩＱ測定値が高いという意味だという言い訳だ。

「高機能」も精神科領域でしか使われない用語だ。臓器の評価に「高機能」と冠する言語慣習は日本にはない。

ＩＣＤでは、「成長につれて障害が次第に軽快する」と発達障害は定義された。ところが実際には、発達障害と診断された子どもたちには、成人後も発達障害の特徴を持ち続けていることが少なくない。国際診断基準を受け入れるなら、そのような成人を発達障害というわけにはゆかない。

そこで、日本の学者は、国際診断基準と現実の乖離を埋める策として、「成長につれて障害が次第に軽快しない」市民を「大人の発達障害」と呼ぶカテゴリを新設した。

これらの日本の潮流とは別に、国際診断基準のほうは、「神経発達障害」として発達障害と知的障害を統合する動きと、「精神、行動、または神経発育の障害」として統合失調症と他の精神障害を一つのカテゴリにまとめる機運になっている。

もともと「統合失調症」は症状に着目した病名である。発達障害は成因の過程に着目した病名だ。同じものを見方を変えて名づけたことだ。一人の患者に両方の病名がついていても矛盾ではない。

日本でも統合失調症と発達障害を一つの疾患とみる立場の精神科医は少なくない。中安信夫は、初期統合失調症はすべて自閉症スペクトラムであるとする見解である。内海健もその見解を支持している（大阪大学での講演、二〇一二年）。

思春期

●思春期の発病と乏しい裏付け

多くの解説書には、統合失調症は思春期に発病すると書いてある。市民の多くも、統合失調症は思春期に発病する病だと考えているように感じられる。

しかし、読んでみればわかることだが、解説書の説明は明確な裏付けがあって、そう書かれているわけではない。また、思春期に発病するとの記述は、それまで健常であった若者が、思春期のある日に突如統合失調症になるという意味でもない。過去の国際診断基準では、統合失調症の診断の条件に一五歳以上の条件が設定されていたが、ＤＳＭ-Ⅲ-Ｒ版からは、この年齢条件は削除された。

思春期に発病すると述べている解説書は、発病以前の精神状態を観察したうえで、発病以後の状態とを比較検討されたものではない。

発病前は、健常だったとされている子は、親から特別の関心が寄せられていなかった子が大多数だ。関心が払われていなかったことを、思春期までは異常がなかったことにしているのだ。

なかには、発病前の様子が綿密に検討されている報告が少数ながらある。そのような子どもには発病に何らかの精神病的な兆候があったと指摘されている。一五歳以下は統合失調症と診断しないとすることも、診断することも、研究者間の取り決めにもとづいて決められたことだ。

●気持ちの動揺が病的症状に

思春期発病については別の見方もある。子どもは判断や行動に注意不足による失敗が多い。幼いときには、子どもゆえの未熟とされ、大目に見てもらえる。思春期年齢になるとそうはゆかなくなる。単純ミスが、指摘されるだけで済まされなくなり、叱責されることが多くなる。

大人に近づくにつれ、保護される範囲が縮小してゆく。自分の判断で行動を選択しなければならない範囲が広くなってゆく。要求される作業能力の水準が高くなってゆく。世間の評価が厳しくなる。

子どものほうは持ち前の過敏性のため、挫折や失敗の体験、叱責を過重に感じる。自分の生きてゆく能力に自信を失う。

世間から受ける評価の厳しさと、自己評価の低さに、将来の展望を抱きかねて気持ちが揺れるのが思春期だ。その気持ちの動揺を表現している言動が、病的症状とされ、この時期に発病したと巷間でいわれる理由になっていることがある。また、子どものときには個性と考えられていた特徴が、思春期年齢となると、個性の範囲をはみ出しているとの評価を受け、病的であるとみなされるようになる。その時期が思春期であるという事情もある。

IQ

●脳機能とIQ

情報処理をする機能、運動器へ指示し筋肉の収縮を制御する機能、気質や性格を規定する機能、記憶をする機能など、脳の機能は多岐にわたる。ＩＱはそれらのうち知的機能の一部を数字で表現したものだ。ＩＱで表現することができない脳機能の領域は広い。ＩＱは脳の知的機能のかなりを反映する指標ではあるが、限界がある。脳機能が不均衡に成育した子どもであっても、評価対象の選択によっては、検査値が低く出ない場合があり得る。知能検査で高いＩＱ値を示したからといっても、その子の脳が高機能であるとは限らない（一一二頁参照）。

●発病とＩＱ値の関係

統合失調症とＩＱ値の関係はどうだろうか。

各国から報告が出されている。スウェーデンやニュージーランドでは、ＩＱ値が低いことは統合失調症発病のリスク要因であるとの指摘がある。

スウェーデンの調査は、徴兵時のＩＱ値と、後に統合失調症で入院したときのＩＱ値を比較したものだ。徴兵時五万人のうち一九五名が後に入院していた。入院した人はＩＱ値が低い層に多かったという。

このデータからただちに、低ＩＱは統合失調症のリスク要因だと解釈をするわけにはゆかないだろう。ＩＱ値と統合失調症の発病は、互いに関係がない独立事象である可能性があるからだ。また、相関があるとしても、低ＩＱは統合失調症の原因ではなく、統合失調症の発病がＩＱの低下を招いた、つまり結果である可能性がある。

日本で行われた調査がある。国立精神・神経医療研究センターは、三二歳の統合失調症の人を調べたところ、知的障害とは認定されない程度の軽度低IQ者がほとんどであったという結果をみた。病前一〇〇程度であったIQ値が、発病後には一〇～二〇程度低下していた。脳機能の低下は記憶力の面で強かった。

スウェーデンでの統合失調症による入院者にみられた徴兵時の低IQは、徴兵検査時既に統合失調症を発病していた若者が含まれていたからではないかと、国立精神・神経医療研究センターで調査にあたった功刀浩は考えている。

統合失調症は思春期に発病する病気だとする研究者には、この病気は年齢依存の疾病だとの想定がある。年齢依存の脳機能低下をきたす疾病の例に、アルツハイマー病などの高齢者の認知症がある。アルツハイマー病は高齢という年齢依存の疾病だ。

統合失調症の診断項目の申し合わせの一つに、思春期という年齢依存の脳機能低下を条件に取り入れることにするのなら、統合失調症とアルツハイマー病など高齢者の認知症は同一の定義の範疇に入ることになるだろうと功刀浩は指摘している。

IX 発病後の経過

経過の考え方は学者によって異なるが、一般的には、①先行期、②初期、③急性期（極期症状期）、④慢性期に四分する。

先行期

●本人しかわからない症状がある

言動の異常に周囲の人が気づくことから、発病が察知される。言動の異常を表出症状と呼ぶ。表出症状のすべてがいっせいに出現することはない。

言動の異常が他人に見えてくる前に、幻聴や思考途絶など本人にしかわからない症状（体験症状という）が存在していることがある。発病に先行して多彩な体調不良を感じることがある。頭が重い、頭が痛い、腰が痛い、疲れやすい、何となくだるい、物覚えが悪くなった、寝つきが悪い、寝ついてもすぐ目を覚ましてしまう、肩がこる、気分が滅入る、などだ。これらも体験症状だ。これらの症状は発病後も持続し本人を悩ませ続ける。

発病の初期には、とくに朝目覚めたときに頭がぼおっとすることがあるという。そうなったときは半透明のガラス越しに外を見ている感じがする。あるいは、見るもの聞くもの、周囲の世界が精彩を失ったように感じると言う。出勤・登校が億劫になる。学生であれば、この時期試験成績が急に低下することから周囲に発病を気づかれることがある。

このような体験症状と、あとに出現する表出症状の関連を重視する精神科医は、これらの体験を併せて、先行症状と呼んでいる。

先行症状があっても、多くは重大とは思わず、誰にでもときには出現する不調の一つと受け取る。なかには、悩んだり、気にしたり、時には苦しむ人がいる。悩みながら、気のせいだろうと考えてこの時期をしのいだという人は多い。これらの体調不良は、発病した後に初めて、あれが発病の前触れであったと解釈されるものだ。

●先行症状が表れないケースも

この段階で医師に相談したとき、自律神経失調症だ、軽いうつでしょう、若者にみられる引きこもりという病気でしょう、といった答えをもらったという人は少なくない。

かつてこのような自覚症状に、仮面うつ病という病名をつけることが流行った時代がある。他覚的な所見を欠くので、愁訴の本態は、「身体症状という仮面を被ったうつ病である」といわれた。過剰な過敏性と不合理な記憶の固着に着目するなら、仮面うつ病といわれた愁訴は、統合失調症にも生じる現象であると理解できる。

すべての患者が発病の前に先行症状を自覚するわけではない。先行症状がまったく存在しなかったと思われる人がいる。不調が発生したのが、広い神経回路網のなかのごく一部であったので、変調を自覚しなかったのかもしれない。変調が一時的に終わったのは、不調が自己調節機能のなかに呑み込まれて、あとをひかなかったからかもしれない。あるいは先行症状を省略して、直接初期症状の時期に進んだのかもしれない。

先行症状として挙げられた徴候の多くは統合失調症の国際診断基準には取り上げられていない。また、先行症状と、その後出現する初期症状の関係も不明だ。

多彩な自覚症状は、互いに無関係な独立事象である可能性が大きい。にもかかわらず多くの精神科医は、先行症状とその後出現する統合失調症の症状には密接な関連があると考えている。その考えを示唆し、支持している教科書的な書物は多い。

初期

●周囲にも明らかな症状

先行症状が消えた後、あるいは先行症状とともに、初期症状が出現する。そのうちの三割程度の人では、初期症状は自然消滅する。統合失調症の予後は案外よいといわれるのは、この自然消滅の現象を指してのことだ。

●家族が観察した初期症状の記録

トーリー・ＥＦは家族が観察した統合失調症の初期症状を一〇項目挙げている。

・うつ状態
・社会的行動の変化、とくに引きこもり
・睡眠および食事パターンの変化
・周囲の人が自分について話していると疑念を持つ、あるいはそう感じる
・自己管理のパターンの変化
・学業成績の変化。大半の学生は低下する（一部の学生は逆に一時的に成績が向上することがある）
・著しく弱々しくなる。エネルギーの消失
・頭痛あるいは頭の中に奇妙な感覚を覚える
・家族や親しい友人との情緒的関係の変化
・混乱。奇怪。奇抜な物の考え方

●初期の状態像

中安信夫は、初期の状態像を「自生・過敏状態」と名づけ、一〇の項目を挙げている。統合失調症の症状を理解するために重要な指摘であるので紹介する。

①自生思考

自分が意識して考えていることと無関係な雑念的な考えが、急に、勝手に、連続して浮かんでくる体験だ。原因、誘因なく不意に思いつく。

②自生記憶想起（五四頁参照）

③自生空想表象（五四頁参照）

④自生音楽表象

統合失調症の初期には音楽の幻聴が高比率に出現する。聞き覚えのあるメロディ、馴染んだ歌謡曲や民謡の一部が断片的に浮かんでは消え、浮かんでは消える。

この現象は音楽性幻聴、あるいは自生音楽表象と名づけられている。病状が進行すると音楽以外（読経など）の幻聴が出現する。自生音楽表象と同じメカニズムによる現象だろう。これら①〜④は自生体験としてまとめられている。

これらの自生体験は、明らかな原因に反応して出現するという現象ではない。ひとりでに湧き出てきたように感じる体験だ。何らかの体験から誘発された現象ではないという意味で、自生ということばが使われる。

⑤聴覚性気づき亢進

他人の声や不意の音、たとえば戸を開閉する音や近くを走る電車の音などを聞くと落ち着かなくなるというように、予期せずに突発的に周囲で発生する些細な物音や人の声を感じると、驚愕をともない、作業への注意がそがれる。「びっくりするじゃないか」と不快を表明する体験だ。

⑥緊迫困惑気分／対他緊張

緊迫困惑気分は、何かが差し迫っているようで対応に緊張を要するものの、なぜそんな気持ちになるのかわからなくてとまどっているような、緊迫の自生とそれに対する困惑の気分だ。

対他緊張は、緊迫困惑気分が進展したもので、他人の様子や目についた看板などに自分に対する攻撃性を感じて緊張した気分になる現象だ。

⑦漠とした被注察感ないし実態的意識性

周囲に誰もいない状況で、何かに見られていると感じられる体験である。

⑧面前他者に関する注察・被害念慮

周囲に人がいる場所において、人から見られている、あるいは自分のことを悪く言っていると感じる。しかしその確信度は低く、半信半疑だ。その場を離れるとその感じは消えるというようにその場限りの現象であるところが被害妄想とは異なる。

⑨即時理解ないし即時判断の障害

たとえば、他人が話している内容、見ているテレビの番組の内容など、日頃は即座にわかり判断できていたことが即断できなくなる現象をいう。そのためもどかしく感じる。

⑩即時記憶の障害

自分が何をしていたのか、何をしようとしていたのかが、一瞬わからなくなる現象だ。直前に自分がしたこと、人から聞いたことをまったく思い出すことができないという現象もある。即時記憶の障害は短期記憶喪失とも呼ばれる。

⑨と⑩は記憶機能不全の反映だ。

認知機能の低下を主症状とする疾患には、アルツハイマー病を代表とする高齢者の認知症がある。高齢者の認知症は、記憶力の低下が基盤にあるが、統合失調症の認知機能障害においては、記憶の障害は強くなく、記憶してあった情報と新たに取り入れた情報を比較照合する機能が低下しているという特徴がある。高齢者の認知症の惚けは持続的だが、統合失調症の認知機能障害は（常にではないが）持続的ではないことも特徴だ。

この特徴のため、発言に一貫性が欠け、信頼できない人とみなされることになる。統合失調症の人が市民から好感を得られない原因になる。

急性期

●初期症状が進行した状態

初期症状が出ている人のうち、七割ほどで初期症状が持続する。そのうちの一部の人は進行して、急性期（極期）症状と呼ばれる典型的な統合失調症を備えた状態になる。急性期とは国際診断基準に挙げられた諸症状が明瞭になる時期だ。

先行症状、初期症状の段階から急性期症状に至る病状の進み方は、人によって異なる。発病すると、どんどん進行して急性期症状を揃えた状態になる人がいる一方で、初期症状が目立たず、急性期症状も徐々に出現進行するので、近親者にも発病していたことに気づかれなかった人がいる。

慢性期

●症状が勢いを減じた状態

ほとんどの人は急性期症状が始まってから、長くても半年から一年程度でひとヤマを超える。ヤマを超えると休火山になったように、症状は勢いを減じる。

なかにはまったく異常言動の表出が消失してしまう人がいる。そういう人は、「治癒した」といわれる。治癒した人が後に症状が再現した場合は「再発」という。ヤマの出現は生涯に一回限りというわけにはゆかない。多くの患者ではヤマは複数回出現する。

急性期症状が軽減し、生活に支障がない状態になった場合は「寛解」という。寛解状態の人が急性期症状をぶり返した場合を「再燃」という。寛解は他科ではあまり使われない。精神科医療の領域に独特の用語だ。

X 発病のメカニズム

脳神経機能

●わかってないことが多い

国際診断基準は、診断にあたっては、症状のみを取り上げることにし、脳内に起きているメカニズムは不問にすることを前提にしている。しかし、統合失調症と診断された人に、どのようなことが起きているのかを考えることは、その人と付き合ってゆくうえで軽視できない。そうでなければ、「こころの病論」といった思いつき的な解釈でその人と付き合うことになり、プレマックの失敗の二の舞になりかねない。

統合失調症の成り立ちについてはわからないことのほうが圧倒的に多いのであるが、わかっていることを手掛かりに、わかっていない部分を想像で補ってゆくことにする。

●〝素質〟のうえに成立する

統合失調症は誰でもがなる病気ではない。ならない人はならない。統合失調症になる人は、なる可能性を保有している人のなかから出現する。可能性があることを、素質を保有しているという。この病気は素質の上に開花する。素質とは出生前に形成された（産前性という）脳神経細胞の回路の特性だ。

受精卵から神経細胞の元が発生する。そこから神経細胞が生まれる。細胞分裂によって神経細胞の数が増加する。大人では脳皮質の神経細胞は百数十億に達する。

一つの神経細胞から複数の「樹状突起」が枝のように伸びる。樹状突起を介して、神経細胞は他の神経細胞と連絡し、神経細胞網（ニューロンネットワーク）が形成される（❶）。成育につれて、神経細胞の数が増加するだけでなく細胞間の結びつきも増加し、ニューロンネットワークが成長充実してゆく。

統合失調症の発病は、素質を形成しているネットワークが発病の方向に強化された結果である可能性がある。

受動的活動

●刺激の感受と伝達

脳神経組織の活動には自生的な活動と受動的な活動がある。統合失調症の症状とされる言動を生んでいる脳組織の活動にも二つの面があるようだ。

受動的な活動を促す引き金は情報、すなわち刺激の到来だ。刺激を感覚器が感受することから受動的な神経組織の活動が始まる。

感覚器官は、外界を細分した要素的情報として感知する。視覚でいえば、対象の形態、色彩や明度などが要素的情報に相当する。細分された要素的情報は、微細な「電線のような構造」物の中を伝って、脳皮質に到達する。信号が感覚器から脳へと駆け上がる通路を上行性伝達路という。上行性伝達路の到達点は脳皮質だ。

脳皮質は脳の表面を皺状に覆っている薄い六層の神経組織だ。広げると新聞一頁ほどの広さである。そこに神経細胞が軸索と樹状突起を介して網状に結ばれて収容されている。軸索と樹状突起が連絡している部位をシナプスという。シナプスの語源はギリシャ語の「絡みつく」に由来する（❶）。

●電気的伝達と化学的伝達

感覚器における情報の感受から、脳皮質への伝達、そして脳内での情報処理、行動表現（随意筋収縮）に至る過程は、信号が神経伝達網（ニューロンのネット）を走行することによって行われる。

神経伝達網は電気良導体ではあるが、送電線のような連続した構造体ではない。送電線には先端から末端まで、切れ目がないが、神経伝達路には途中に幅数万分の一ミリ程度の狭い切れ目（シナプス

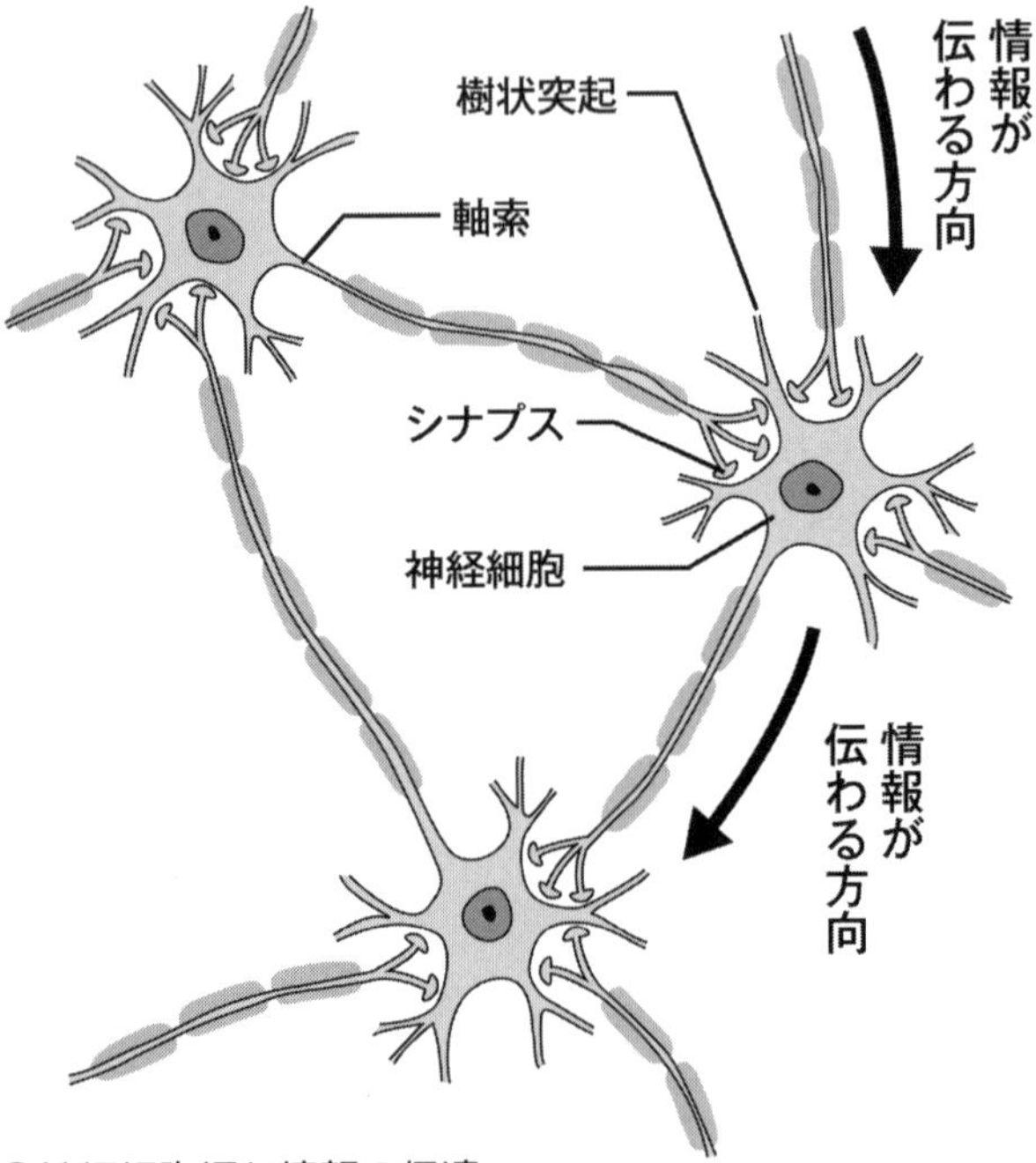

❶神経細胞網と情報の伝達

間隙）がある。感覚器から脳に向かって駆け上がってきた電気信号は、シナプス間隙を前にして立ち往生する。先へ進むことができない。信号はどうやってこの障害を乗り越えるのか？

神経組織は化学物質を利用することで、問題を解決している。

シナプスには、化学物質が入っているシナプス小胞という小さな袋がある。信号が軸索終末に到着すると、この袋から化学物質が取り出される。隣接している神経細胞の樹状突起との隙間に、この化学物質がふりかけるがごとく放出される。この化学物質のことを神経伝達物質という。

隣接する神経細胞の樹状突起の表面には、その神経伝達物質に結合する受容体（レセプター）が存在している。

シナプスで電気信号は、化学物質による信号へ変換される。変換された信号は隣の神経細胞へ伝えられる。伝わった後には、化学物質信号は再び電気信号へ変換される。電気的伝達と化学的伝達を繰り返すことによって、信号は網構造（ネットワーク）の中を移動する仕組みになっている（❷）。このとき化学的伝達に関与する化学物質の成分や濃度が信号伝達の強度に影響する。

●情報の復元と認識

脳へ到達した信号は、脳皮質で情報に復元される。私たちは復元された情報を認識する。認識する情報は、感覚器が捉えた情報そのままではなく、脳が復元した情報である。

同じ状況を見聞したにもかかわらず、人によって認識に違いが生じるのは、伝達路と脳皮質のネットワークの構造が人によって違いがあるからだ。

信号はネットワークの中を移動しているうちに増幅することがある。減弱することがある。変形することがある。情報は受け取る人のネットワークの個性や神経伝達物質の作用によって、再構成の作業中に誇張や軽視が生じる。その程度が大きい場合を「認知に歪みが生じた」という。

二一世紀になって精神神経学の領域に起きた大きな進展は、化学伝達物質が次々発見されたことだ。最初に発見された化学伝達物質はアセチルコリンであった。読者はセロトニンとかアドレナリンあるいはギャバの名を目にしたことがあるだろう。それらも化学伝達物質だ。

ドパミン

化学伝達物質は、かつては特定の神経繊維の信号伝達のみに携わるとされていた。携わる特定の神経繊維を表すために系という名がつけられた。神経伝達にかかわる化学物質は四〇種以上が知られている。ここでは、統合失調症と関連が深いドパミンとドパミン神経系を代表として取り上げることにする。

●四つのドパミン神経系

ドパミンはかねてから、血圧の維持や利尿を調節する役割を担う化学物質として知られていた。そのほかにというよりも、これがこの章で重要なことなのだが、ドパミンは脳皮質や皮質下の広範囲に分布し、ドパミン神経系として脳神経機能の制御に関わっている。

ドパミン神経系は四つに分けられる（❸）。

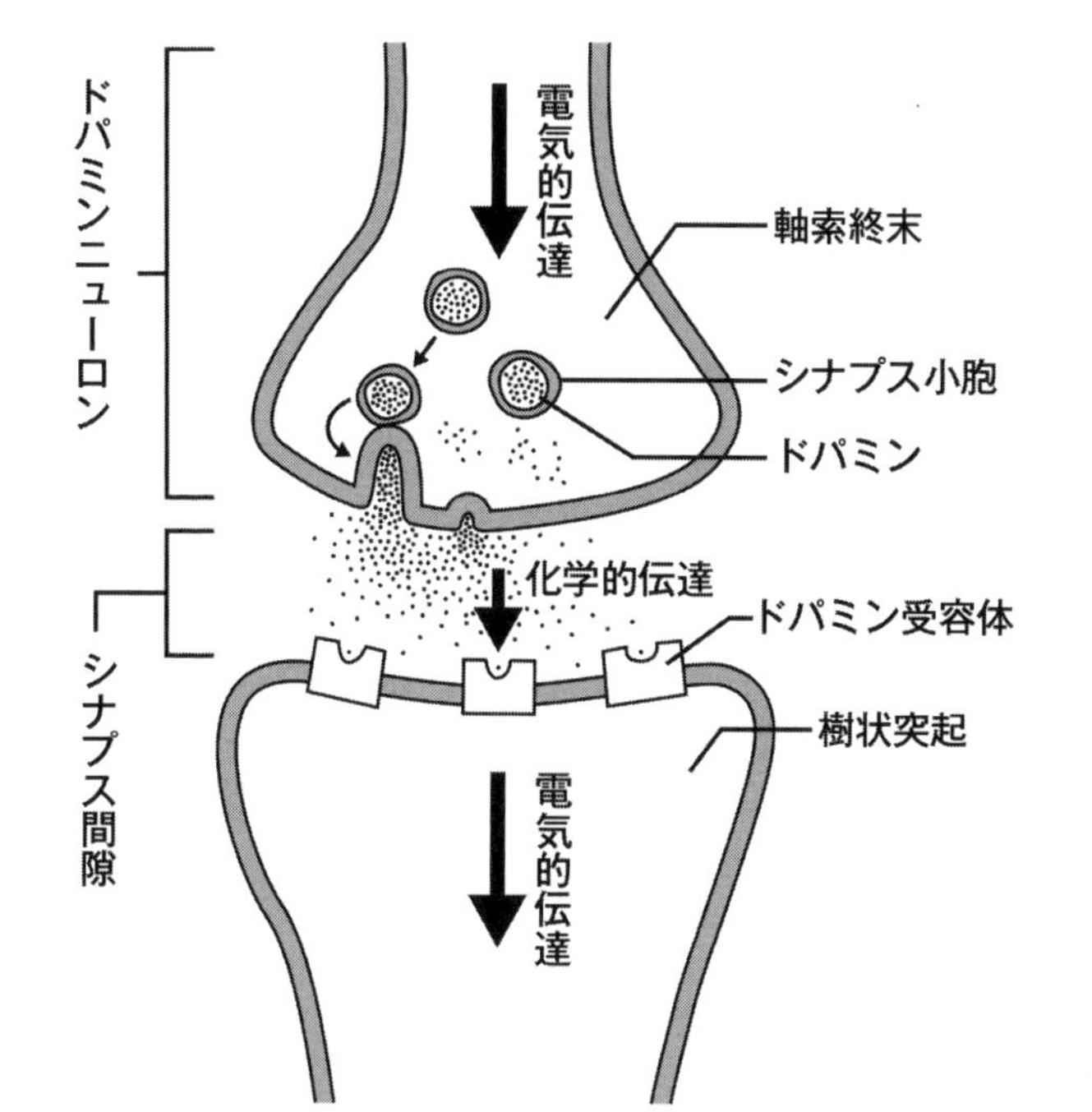

❷神経伝達物質による情報伝達

（A）中脳辺縁系　中脳の腹側被蓋野から側座核へつながっている。精神現象の面では、この系の過剰な活動が、幻覚妄想を出現させる基盤となっていると想像されている。

（B）中脳皮質系　中脳皮質系は腹側被蓋野から辺縁系皮質へつながっている。前頭前野で認知など高次神経機能に関与している。

（C）黒質線条体系　黒質から基底核へつながっている経路である。黒質にはドパミンが豊富に存在してい

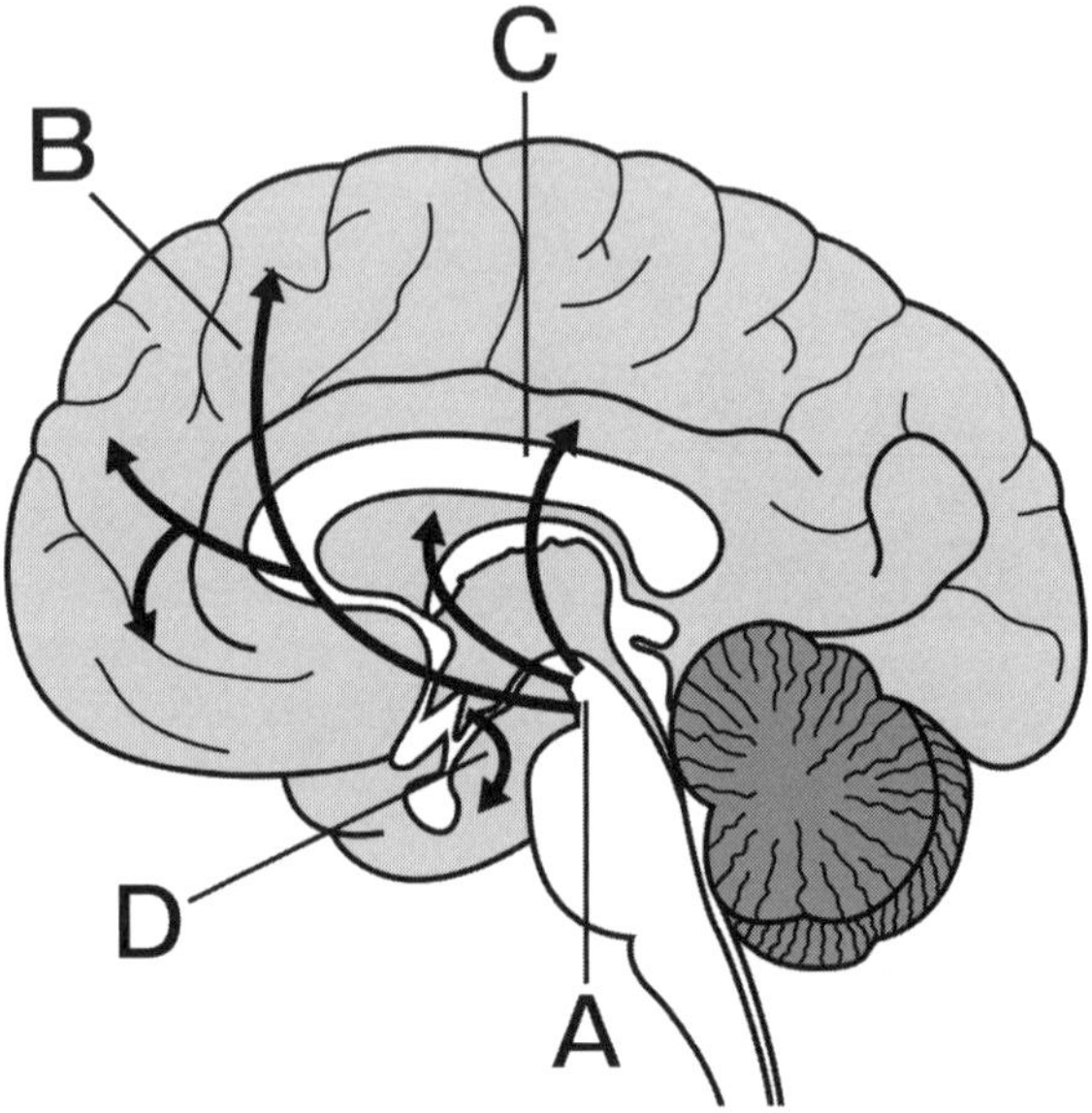

❸四つのドパミン神経系
A:中脳辺縁系　B:中脳皮質系　C:黒質線条体系　D:漏斗下垂体系
（長嶺敬彦、2012）

る。この神経系は手足の運動を制御し、手足の動きを滑らかにする動きをしている。

（D）漏斗下垂体系　この経路は、視床下部から下垂体前葉につながっている。漏斗下垂体系プロラクチンというホルモンの分泌を調節している。ドパミンはプロラクチンの分泌を抑制する方向に作用する。ドパミン神経の刺激で、プロラクチンの分泌が抑制される。

●ドパミンの作用

①ドパミンはドパミン神経

系の活動を強化する作用を有している

ドパミンが過剰になると、ドパミン神経系は過剰な活動を引き起こす。認知を際立たせ（大げさに感じさせる）、それによって小さな環境変化を重大な環境変化であると感じさせる効果を生む。このことが統合失調症の人に見られるような大げさな言動を生じさせる原因となる。

すなわち、ドパミン神経系の活動が過剰となると、環境変化がなくても環境変化が起きたと錯覚する。変化がないにもかかわらず、変化に対応するための機能が動員される。煙を感受することで火災を知らせる報知器の感度を過敏に設定したときに似ている。タバコの煙を火事と錯覚して警報を鳴らす。

変化を察知した脳は、変化に対応するための機能を動員する。その結果、ネットワークの誤作動を招く。妄想やカタトニー行為の出現はその一つだと考えられる。

②ドパミンは感受性や学習効果を強化する作用を有している

この作用をドパミンシグナリングという。この作用によって、脳は生存に有利な情報を学び、記憶し、意志決定する機能を修飾する。修飾するというのは、情報を際立った形で認識し意志決定を素早く行うという意味だ。多くの生物では、ＤＯＰ-3遺伝子が不快体験、危険体験の記憶を蘇らせることによって過去の学習を強化する。ヒトではドパミン受容体がＤＯＰ-3遺伝子に相当する。

③ドパミンは判断、反応、意志決定を迅速化するように作用する

「これは危ないぞ。しかし検討している暇がない」といった緊急事態に直面したとき、ドパミンが力を発揮する。解釈は後回し、素早い意志決定を行う。この作用を利用して、内臓のショック状態の救命処置としてドパミンの静注が行われている。

異性に対する一目惚れはドパミンのせいだとの考えを表明している研究者がいる。好みの異性の印象が強く脳に刻まれるのはドパミンの作用だというのだ。

しかし、迅速は拙速と表裏一体だ。急いては事をし損じる。認識を誤る原因となる。一目惚れが誤った判断であったことに、あとになって気がつく体験は珍しいことではない。

④ドパミンは恐怖（危険察知）と不安気分を調節している

不安や恐怖を感じたとき、扁桃体が活動する。扁桃体は側頭葉の内側に位置し、大脳辺縁系と呼ばれる情動に関与する回路を構成している組織だ。扁桃体のD1受容体を介したドパミン系神経伝達が不安や恐怖感情を調整している。扁桃体の過度の活動は、不安性障害や心的外傷後ストレス障害（PTSD）の原因の一部となると想像されている。

⑤ドパミンは快感を生む

目標を達成したときに、満足感、快感を得る。このときドパミン神経系である中脳の腹側被蓋野の活動が高まっている。

同様の満足感、快感が化学物質によって得られることがある。覚醒剤はその例だ。

化学物質による満足感や快感の特性は、効果が長続きしないことだ。快感を保存して楽しむことができない。快感を再体験しようとするなら、その化学物質を再度摂取しなければならない。その動機にもとづく行為を嗜癖という。

⑥ドパミンはプロラクチンを制御する

下垂体ではプロラクチンというホルモンが分泌される。プロラクチンは、授乳期に乳汁分泌を促し、性周期を停止させる作用がある。母親に育児に専念させ、次の妊娠を避けさせるためだ。

自発的活動

●電位の自然発生

神経組織の活動は刺激を感受することから始まるだけではない。神経組織には、刺激の到来とはかかわりがない電位の自然発生がある。

たとえば網膜波だ。胎児は光がないところにいても、網膜ではノイズのような微細な信号が発生し、脳へ送られている。

睡眠中に脳幹から自然発生しているＰＧＯ波も、刺激の到来に関わりなく電位が発生する現象だ。この電気信号は視覚経路を通って大脳皮質の視覚野に届いている。

網膜波とＰＧＯ波は胎児期の神経回路網の形成と成育に関わっている。胎児のとき大まかに作られた視覚野の神経回路網は、これらの自然発生による電気信号が伝えられることによって精緻な回路網へ成長すると考えられている。

●脳神経細胞の自家放電

電位の自然発生は視神経領域だけにみられる現象ではない。無刺激状況に発生している内耳蝸牛神経細胞の発火もその一つだ。

自然発生する神経細胞一個の発火エネルギーは微細である。細胞一個の活動エネルギーは、それだけでは脳全体の活動に変化を起こす力はない。

しかし小さな発火でも、集まると大きな力を発揮する。それは、雨粒が集まって海を構成しているのに似ている。一つの雨粒が海の中で動いてもそこから発生するエネルギーは自然界には何の影響もない。しかし、それらが同期して動くと波浪となり、海岸を削り地形を変える力を持つ。

脳には約一千億、皮質には約百数十億の神経細胞がある。そのうちの一部の細胞が発火しても、脳全体の活動へはさしたる影響はないが、偶然、億単位の細胞が同期して自家放電する事態が起きると、異常な身体行動の原因となるエネルギーとなっても不思議ではない。

自生思考もこのメカニズムによって自然発生する脳組織の活動の一つであるなら、それは確率のなせるところである。異常な現象とはいえないだろう。

統合失調症の人のまれで理不尽な「思わぬ混乱行為」は、神経細胞の自家放電の偶然の同期による可能性がある。発生すれば悲劇だが、ある人の脳に広汎な同期自家放電が発生する確率は宝くじの高額当選者になるほどごく低い。しかし、偶然の同期放電（発火）がひとたび起こると、結果は重大になる。出現確率の低さと結果の重さとの間のギャップが大きいため、社会は対策を決めあぐねている。

●自覚的耳鳴は神経の自家放電の例

統合失調症の代表的な症状の一つに幻聴がある。幻聴は音源が存在しないにもかかわらず音を感受したと認識する現象だ。

幻聴に似た現象に耳鳴がある。耳鳴の性状は多様だ。単純な雑音の場合がある。音楽のように聞こえる場合がある。聞こえるのではなく、感じるのだと述べる人がいる。耳鳴を気にしない人がいる一方で、自殺を企てるほど苦痛に感じる人がいる。

耳鳴には自覚的耳鳴と他覚的耳鳴がある。他覚的耳鳴の特徴は、音源類似の現象を本人以外も聞くことができることだ。音源となるのは、鼓膜・耳小骨の伝音機構に関与する筋肉のけいれんや血管の拍動だ。

幻聴に類似している耳鳴とは、自覚的耳鳴のことだ。音源が存在しない状況での知覚体験であるから、幻覚の仲間であるといえる。自覚的耳鳴は末梢性（蝸牛神経起因）と中枢性（脳起因）に分けられる。

蝸牛神経はラセン神経節に細胞体をもつ双極性神経である。このうち末梢性の蝸牛神経では求心性神経線維の約九五%が内有毛細胞、約五%が外有毛細胞とシナプス結合している。遠心性神経は細胞体を脳幹の橋にある上オリーブ核に有し、有毛細胞とシナプス結合をしている。有毛細胞からは常に神経伝達物質が放出されている。蝸牛神経では、音刺激のない状況でも、毎秒数十回の自家放電が生じている。この自家放電は、前述した自発的な神経組織の活動の一つと考えられる。

蝸牛神経の求心性神経線維における自家放電の増加は、細胞膜のイオンチャネルの変化や蝸牛リンパ液のイオン組成変化などによって内有毛細胞が興奮しやすい状態になることで生じる。

また、求心性神経の異常損傷による異常なシナプス形成が自家放電の原因となることがある。ストレスに反応して内有毛細胞から内因性エンドルフィンが放出されることが原因となっている可能性もある。

抑制的に働いている遠心性神経系に不調が起きると、求心性神経系の興奮性は脱抑制的に増加することが予測できる。このことが耳鳴の発生に関与している可能性がある。

自覚的耳鳴は中高年の聴力が低下した人に多い症状だ。しかし、聴力が衰えた人のすべてが耳鳴に悩まされるわけではない。耳鳴の程度には個人差がある。自覚的耳鳴は末梢発生説のみでは説明ができない。

ある耳鼻科医師の数十年来存続していた耳鳴が、脳梗塞後に消失したとの体験が米国で報告されている。その医師には聴力に障害はなかった。この耳鳴は難聴（聴覚器の機能不全）とは関連がなく、中枢つまり脳で発生していた可能性があると考えられた。

何らかの原因で耳鳴が発生しても、多くの場合は順応が生じ、耳鳴として自覚されないが、不安や緊張、焦燥などの情動反応が生じると耳鳴を持続的に感じるようになる。統合失調症の幻聴の発生にも通じることであろう。

遺伝子

●遺伝子構造と個性

起源をたどると哺乳動物のルーツは一つに絞られる。ヒトの遺伝子の構造と、ヒト以外の哺乳動物の遺伝子の構造は九割以上が共通しているという事実はその表れの一つだ。

ヒトに近い生き物とされるチンパンジーとヒトの間の遺伝子構造の違いは二％もない。人の個性は百人百様といわれるが、人と人との間の遺伝子構造には、ほとんど差異はない。

遺伝子構造にさしたる差異がないにもかかわらず、臓器の形態や機能に差異が生じるのは、組み込まれている遺伝子のすべてが活動しているわけではないからだ。組み込まれた大部分の遺伝子は活動を休止し、いわば休眠状態となっているのだ。

どの遺伝子が休眠し、どの遺伝子が活動しているかの違いが、臓器の構造や機能の違いとなって現れる。

さらに、個体の特徴（個性）に違いが現れる理由は、一つの遺伝子が一つの表現形を制御しているのではないところにある。複数の遺伝子が互いに影響を及ぼし合いながら組織の形態や機能の形成、さらに活動の仕方も指図しているのだ。

そのため、ある病気がある特定の遺伝子にもとづいて発病していることが判明したとき、その遺伝子を取り除く（ノックアウトする）なり、活動を停止させるなど、遺伝子に細工をしても、その病気だけが消えるというわけにはゆかない。その遺伝子に影響を受けていたその他の形質にも変化が現れる。

ロシアでキツネの家畜化が試みられた。飼いやすさのみに注目して個体を選択して代を経ると、人なつっこいキツネができた。しかし、キツネの性格が変わっただけではなかった。毛色や体型などの外見も野生種のキツネとの間に違いが現れた。この現象は個性形成を決める遺伝子支配の仕組みが単純ではないことを示す例だ。

家畜化にともなって、野生時代にはなかった特徴が見られるようになった例は、多くの動物で知られている。イヌはその代表だ。

一つの遺伝子が休眠すると他の遺伝子が活動し始める。一つの遺伝子のスイッチがオンになって、あるネットワークが活動し始めると他のネットワークを動かしているスイッチがオフになることがある。キツネの家畜化に見られた変化はその例だ。

●発病と遺伝子の関わり

多重人格の人の言動を理解しかねると市民は言う。しかし、スイッチの切り替えで活動する脳神経のネットワークが切り替わったからだと解釈するなら、想像的理解が可能となる。

統合失調症を発病させる遺伝子が実在している可能性は高い。遺伝子が実際に存在しているなら、その遺伝子は人類の歴史の初期に組み込まれたと考えられる。その遺伝子はすべての人が保有しているはずだ。多くの人々はその遺伝子を活動させるスイッチがオフになったまま生活をしているのだろう。その遺伝子を活動させるスイッチがオンになった少数の人が統合失調症を発病するのだろう。

放射性物質や化学物質が遺伝子の構造に影響を与えることが知られている。それらの影響が統合失調症の発病にも関わっているかもしれない。しかしそれらが、遺伝子にどのような変化を起こさせ、精神病症状を発生させるのかについての解釈は空想の域を出ていない。

●環境との相互作用

脳を含め臓器の形態と機能は、遺伝子と環境の相互関係に左右される。遺伝子は、現れうる形質の幅をまず規定し、その幅のなかで環境が形質の発現を許容する。

遺伝子に方針が書き込まれていても、環境に恵まれない場合には方針が発現しないことがある。しかし、遺伝子に情報が書き込まれていない形質は、いかに発現に都合がよい環境に置かれても、形質を発現させることはない。

ヒトだけが保有する行動特性の一つに、他人を思いやるという機能がある。ＤＮＡに刻み込まれた本能に由来する特性と考えられる。しかし、すべての人々が思いやりの精神を発揮しているわけではない。思いやり機能の遺伝子が休眠しているわけではないが、思いやりの機能を身内や生活圏を共にしている人たちにしか発揮しない人がいる。

その典型は職業的暴力組織に所属している人たちだ。杯をやりとりした仲間に対しては自己犠牲、献身的な思いやり精神を発揮する。しかし仲間と見做さないたとえば、偶然知り合った若い娘を売春業に追い込むなど食い物にする。高利でお金を貸して生活を破綻させる。「遺伝子が、現れうる形質の幅をまず規定し、その幅のなかで環境が形質の発現を許容している」例といえる。

細胞の形質は細胞内のＤＮＡに書き込まれた遺伝情報が細胞分裂に際して、次の細胞へ複製されることによって次の世代に伝えられる。

ＤＮＡによる遺伝情報の伝達は、①その個体の代のなかでの細胞分裂で終了する場合と、②生殖細胞内にＤＮＡが複製されることによって次の世代に伝えられる場合がある。孤発性遺伝子病や癌など生殖細胞系変異と呼ばれている疾患は①の代表例だ。メンデル遺伝病、単一遺伝子疾患と呼ばれるものは②だ。巷間市民が、親譲りとか血筋という形質の継承は②を指している。

●年齢依存性との関わり

身体の変化の出現がある年齢に集中していることを年齢依存性があるという。

二足歩行とことばを操る機能はヒト以外の哺乳動物にはない。ヒトだけが保有する遺伝的機能だ。ヒトは一歳前後から歩き始め、ことばを口にする。これは年齢依存の現象だ。

思春期には陰毛が生えるなどの二次性徴が現れる。高齢になると筋肉、骨量が減少して運動能力が衰える。記憶力が低下する。これらも年齢依存の現象だ。年齢依存性が認められる現象は、遺伝子の誘導によるものだろうと推定される根拠とされる。奇形の出現は胎児期という年齢依存の現象だ。奇形は出生後に出現することはない。

統合失調症は、十代に発病することが多い。それが年齢依存の反映であると解釈され、統合失調症の発病には遺伝子が関与していると推定される根拠となっている。

しかし、統合失調症においてはこの根拠は弱いところがある。遺伝子が疾患を発現させる年齢依存現象の多くは、その発現年齢の幅が狭いという特徴があるからだ。統合失調症の発病は十代に多いとはいうものの、思春期に限定されるわけではない。晩発性といわれる中年発病はまれではない。

●家族集積性との関わり

一つの家系に、ある病気の発生が多いとき、家族集積性があるという。家族集積性と遺伝性は直接結びつくことではないが、家族集積性がある疾患は遺伝子が誘導する疾患である可能性が高い。

統合失調症の家族集積性を検討するために、双生児や血縁親族を対象とした調査が世界各地で精力的に行われてきた。

統合失調症の人は人口の一％弱だ。ところが統合失調症の人を母数に採ると、その人の子の一三％が統合失調症だ。孫の五％が統合失調症だ。統合失調症は家族集積性がある疾患だ。

一卵性双生児の遺伝子構成は同一だから、発病の原因のすべてが遺伝子によって規定されているのであれば一卵性双生児間の発病の一致率は百％になるはずだ。

世界各国でこの想定が検討された。調査で得られた結果は、一致率は約六割であった。

この数字をどう評価するかは、評価する人が持っている先入観や偏見に左右される。遺伝説支持派は、一致率が高いところに目が行って、やはり遺伝だと自信を深めるだろう。

遺伝説を採らない立場の人は、一致率が百％をかなり下回るのだから、やはり遺伝とはいえないなと自説に自信を深めるだろう。

ヘストン（一九六七年）によると、出生直後から施設で養育された子どものうち、母親が統合失調症であった人を三六歳の時点で調査したところ、一六%が統合失調症を発病していたという（フィッシャー＝フェルテンから引用）。

ツエルピン・ルデインによる一九七一年の発病率の調査では、統合失調症の人の親は六%、兄弟姉妹に統合失調症がいる人は一〇%、片親が統合失調症である人は一四%、両親ともに統合失調症である人は四〇%の発病率であった（フィッシャー＝フェルテンから引用）。

また、リッシュの調査（一九九〇年）では、兄弟姉妹がいる統合失調症の人が百人いると、そのなかには八・六人が統合失調症を発病していた（糸川昌成から引用）。

これらの統計から導き出された結論に懐疑的な研究者がいる。ゴッテスマンは、診断の正しさについて疑問があると考えている。調査のほとんどが一人の判定医の診断によるものだからだ。

第二に、調査には同一の診断基準ではないものが含まれている可能性がある。旧来型診断基準の一つK・シュナイダーが指摘した症状の一つか二つをもって診断をするという基準を採用すると誤差が大きくなる。

第三には、同一ペアも発症の時期が同じというわけではないので、調査時点によっては発症が遅れた片方が見落とされる可能性がある。

一九世紀にはアメリカとヨーロッパに、ほとんどの統合失調症の人が入院させられたといわれるほどの大収容ブームが起きた。この時代は統合失調症の人が子どもを持つ確率が低かったが、統合失調症の発生率は減少しなかった。むしろ増加したことが統計に示されている。

統合失調症を遺伝性疾患とするなら、遺伝子が引き継がれなくても、発生率が低くならない珍妙な遺伝性疾患ではないかとの見解を表明する研究者がいる。

●責任遺伝子は発見されていない

遺伝子は、細胞核にあるＤＮＡに保管されている。遺伝子の継承によって統合失調症が発病するのであれば、発病に関与している遺伝子がＤＮＡに存在しているはずだ。実際、ハンチントン病、筋ジストロフィーなどの遺伝子疾患は責任遺伝子が突き止められている。

世界中で統合失調症の遺伝子探しが行われている。関係がありそうな遺伝子を持った人々を追跡したところ、発病者は一・五％にしかならなかった。人口全体における存在率をわずかに上回る数字でしかない。

ヒトの遺伝子は約二万である。最近二〇年の間に、ヒトのゲノム計画と名づけられた解析作業がおこなわれて、遺伝子構造が解読された。解読が進めば、多くの遺伝子病が解明されるだろう、統合失調症の遺伝子も突き止められるだろうと期待されていたが、そうはならなかった。

統合失調症の発病に影響を及ぼしている可能性があると考えられる数十の候補遺伝子が見つかった。しかし、この遺伝子が発病させていると断言できるような責任遺伝子の発見には至っていない。

遺伝子解析の手法からは、責任遺伝子に到達できなかったのは、対象の選択、症状の羅列から診断するという統合失調症の定義の仕方のほうに問題があるのかもしれない。

統合失調症の
治療と対応の考え方

XI

薬物治療

●治療の実態

回り道をした。ここからが本論だ。

精神病のなかから統合失調症が国際的に独立疾患として認められることになったのは、前述したようにわずか約半世紀前からだ。医療の対象となったものの病態も治療法もまだ見えていない。

統合失調症を対象分野としている研究者と、統合失調症を診療の対象としているという意味での専門医師は多い。しかし外科領域における辣腕の治療のエキスパートという意味の専門医は少ない。

統合失調症はこのような疾患である、との見解が成立する前から、多くの立場から治療と称する患者への介入が行われてきた。いわば、製品が世に出る前に製品の取り扱い説明書が流布したのである。

自分たちが統合失調症を取り扱うにふさわしいと、先に手を挙げたのは医師だ。医師たちは、我々が治療の専門家であると宣言した。宣言を実効あるものとすべく、医師のなかに専門医資格を設定した。続いて心理職が手を挙げた。二つの業界は統合を望まず、テリトリーを分けて棲み分けを図っている。治療の対象とされたものの、病態も治療法も見えないため、テリトリーの越境線を合理的に引くことができない。力関係で政治的に決めている段階だ。このことは、統合失調症の治療技術の評価にも通じる。

統合失調症の治療技量の評価は混沌としている。世間では専門医資格者のほうが、非専門医よりも治療技量が上だとの思い込みがある。実際はそうとはいえない。専門医どころか、医師でもないスタッフが、専門医よりも上手に治療している病院は多い。

診療技術では差がつけられないので、それ以外の条件から格付けをして、専門医の資格に援用されている。診療経験が長いとか、権威がある病院へ勤務しているとか、研究成果を挙げているとかだ。それも治療者の評価が混沌となる原因となっている。

●喧噪を鎮める薬の登場

薬物による統合失調症の治療が始まったのは二〇世紀半ば、クロルプロマジンの登場からである。それ以前にも治療薬として用いられていた薬物はあったが、現在は治療薬として評価をされていない。

クロルプロマジンは、当初は統合失調症を治療する意図で処方されたのではなかった。

当時の西欧では、市民が精神科病院へ拘束される主な理由は喧噪であった。拘束の対象とされた人たちは緊張病型統合失調症（カタトニア）と躁病であった。

偶然のことであったが、クロルプロマジンがカタトニアの患者の喧噪を鎮める効果があることに気がつかれた。以来、喧噪的な入院患者の鎮静が期待されてクロルプロマジンが処方されるようになった。

クロルプロマジンが精神科領域で使われた最初の報告は，一九五二年パリ・サンタンヌ病院から出された。クロルプロマジンの効果は劇的で、病棟の雰囲気が一変したと見学に訪れた医師たちが驚嘆したという。

●喧噪を鎮める効果とドパミン

クロルプロマジンが何故、喧噪を鎮めるために有効であるのかの研究が盛んになった。この化学物質は，網様体、中脳、視床下部、嗅脳、基底核などの皮質下組織に作用して、刺激の皮質への伝達を減弱させることによって、交感神経と脳皮質の活動を低下させていると解釈された。

その後クロルプロマジンはドパミンＤ２受容体の活動を阻害する作用があることが判明した。その作用が沈静化の効果を発揮しているのだろうと考えられた。この解釈は同時に、喧噪を引き起こしている脳では、ドパミンの作用が増強しているのではないか、ドパミンが過剰になっているのではないか、ドパミン受容体の感受性が亢進しているのではないかとする考えに結びついた。

サルに覚醒剤（アンフェタミン）を多量に注射すると緊張病型統合失調症の人に似た行動過多が出現する。サルに幻覚・妄想の有無を知ることはできないが、幻覚・妄想以外の所見はヒトの病状に類似している。このときのサルの脳ではドパミン活性が上昇している。この所見も統合失調症の喧噪はドパミン受容体の感受性が亢進していることと共通していると解釈される根拠となった。

ドパミンの作用を抑えることができれば、脳の過剰な活動が抑制できるだろう、幻聴や妄想の出現が抑えられるだろうとの期待が生まれた。

クロルプロマジンよりも喧噪を鎮める作用が強いハロペリドールが、その数年後ベルギーで商品化された。

●薬に過剰な期待を抱いた市民の失望

薬物治療が行われるよりも前の時代は、治療とは入院させる（所属社会から排除する）ことを指していた。現在は治療とは、薬を使用することだと了解されている。しかも、早期治療が重要だという。早期治療とは、病気に気がついたら、「早くから薬を服用させる」ことだ。

そのことについて、世間では十分過ぎるほど合意が形成されているように見える。その一方で、服薬の成果に失望している市民は少なくない。統合失調症に薬は効かないとの考えを持つに至った患者やその親族は多い。

市民が失望に至ったのは、「抗精神病薬」というネーミングに惑わされて、薬に過剰な期待を抱いた反動でもある。

統合失調症という単一な疾患は存在しない。統合失調症は特徴（症状）の複合体につけられた病名だ。統合失調症とは、医師の間に診断の取り決めが成立したことで存在している疾患だ。疾患のメカニズムどころか、人が違えば、着目された症状も別である可能性すらある。

統合失調症の症状はドパミン神経系などの活動過剰だけでは説明がつかないことが多々ある。統合失調症と診断された人のなかには神経伝達物質の過剰が原因ではない人が含まれている可能性がある。

また、前述したように、抗精神病薬は、統合失調症という疾患そのものを治療する目的で開発された薬剤ではない。ドパミン神経系などの過剰活動を抑制する目的で導入されたものだ。クロルプロマジンの使用は、病棟を平穏に保つ、病棟管理の目的で広まったものだ。ドパミン神経系の過剰活動が原因ではないタイプの患者にはドパミン神経系遮断薬が効果を発揮するはずがないのだ。

クロルプロマジンやハロペリドール以後、多くの抗ドパミン作用薬が開発された。これらの薬の発売を認可するとき、この薬の適応症はドパミン過剰症であると国は言わず、適応症は統合失調症であるとすることが習わしだ。その結果この薬は統合失調症そのものに治療効果がある薬だと買いかぶられことになった。

統合失調症と診断された多くの人が、開発の意図に関わりなく、発売の意図に乗じて抗精神病薬を服用するようになった。開発の標的が「喧噪という症状」を抑えることであった薬が、発売後にはターゲットが「病名」に変わったのだ。

ドパミン過剰とは無関係のタイプの統合失調症に対しては、抗ドパミン作用薬の量をいくら増そうとも、長期間服用しても、効果を得ることはできない。

その結果、この薬は統合失調症には効かない、とくに陰性症状に効かないと悪口を言われるようになったのだが、薬にとっては、それは言いがかりというものだ。抗ドパミン作用薬は、ドパミン神経系の過剰活動によってもたらされた症状に有効であることには間違いない。

●有害作用もある

薬剤性パーキンソン症候群　ドパミン遮断薬を服用しているとパーキンソン病に似た運動機能の障害が出現することがある（薬剤性パーキンソン症候群と呼ばれている）。

パーキンソン病とは、筋肉がこわばり、小刻みに手指が震え、文字を書くといった微妙な動作がしにくくなる疾患だ。動作が緩慢となり、顔面のいきいきとした表情が失われる。よだれが多くなることがある。中脳の黒質のドパミンが減少することが原因だ。

薬剤性パーキンソン症候群は、抗ドパミン作用薬が中脳にパーキンソン病を発症させるのと同じ作用を及ぼしていることによると考えられている。

この影響を副作用という医師がいる。しかし、副作用と呼ぶことは妥当ではない。薬の人体への作用に、主や副の区別はないからだ。呼ぶのなら、好ましくない効果、あるいは都合が悪い影響というべきだ。本書では有害作用と表現した。

アカシジア　着座困難とも呼ばれる。落ち着かない、いらいらする、そのためじっと座っていることができず、落ち着きなく立ったり座ったりする。足踏みをしたり、同じところを行ったり来たりする。パーキンソン病様症状にアカシジアを加えて、これらの有害作用を「錐体外路症状」と呼ぶ。

脳神経には錐体路、錐体外路という脳から四肢への運動の指令を伝達する二つの神経路がある。錐体外路神経は、手足の運動をスムースにおこなえるよう調節する働きを担っている。「錐体外路症状」とはこの部位の機能不全によって運動の円滑が損なわれる現象だ。

体重増加　肥満の原因のすべてを抗精神病薬の作用のせいにするわけにはゆかないが、抗精神病薬を長期服用している人には肥満者が多い。抗精神病薬の多くは食欲増進を招く作用がある。これに運動不足が加わって肥満を招く。肥満は心臓に負担をかける。生活習慣病の基盤となる。防止策として摂取カロリーの制限が推奨される。

インポテンツ　抗精神病薬を服用するようになってから勃起しなくなった、勃起しても射精しなくなったという人は少なくない。精神症状ではないし、実害がないというので、精神科医師は軽くみるが、当人には大きな問題だ。原因が薬にあると確認するためには一定期間服薬を中止してみるのがよい。

服薬をやめたからといって、すぐに精神病症状が悪化することはない。

無月経と乳汁分泌　抗ドパミン作用薬には、脳下垂体の活動を刺激し血液中のプロラクチンを増加させる作用がある（高プロラクチン血症）。このため、月経停止と乳汁分泌が出現することがある。乳汁分泌は男性にも見られる。

低血圧、脈拍不正　めまい、立ちくらみ、意識途絶が出現することがある。抗精神病薬を服用している人は、少なくとも半年に一度は心電図検査をすることを推奨する。

遅発性ジスキネジア　舌で頬を押しているような頬の不随意運動、口のまわりをもぐもぐ動かす不随意運動を指す。ウサギの口元の運動に似ているので、ラビットマウス症状といわれる。震えるように舌を細かく動かす症状もある。数ヵ月以上服薬を続けたときに出現するので、「遅発性」の接頭語が採用された。

悪性症候群　発生はまれであるが、発生すると重篤となることが多いので，有害反応のなかでは最も重要視されている。

突然の高熱から始まる。著しい発汗があり、頻脈となる。四肢の筋肉が固くなる。腎臓の機能が低下する。腎機能低下は、筋が硬直するときに、横紋筋の壊死が起き、壊死した筋組織を血液に混じて排出するにあたって腎臓に負担がかかることが原因だ。意識が混濁し、うわごとを言う。意識の障害が高度でないときには、喉の渇きを訴え、しきりに水分を求める。

●薬をやめられない理由

抗精神病薬を服用しても統合失調症の病状の改善が得られないだけでなく、このような不快な有害作用が出現することがある。この難点にもかかわらず、多くの人々は服薬をやめない。その理由は、「この患者は薬が有効でないタイプである」と気がついていないながらも、処方を続ける医師がいること と、患者の側に抗精神病薬への依存が生じるからだ。

医師の側にある問題は、「抗精神病薬」という名に惑わされた素朴な信仰心だ。この信仰の虜になった医師は、一剤より二剤三剤、一錠より数錠と、ひたすら処方を強化する。そういうタイプの治療を揶揄して医療界では、下手な鉄砲撃ちにたとえて、絨毯爆撃とか散弾銃攻撃と呼ぶ。これに対し、一発だけ装填し、狙いを定めて引き金に指をかける治療を決め撃ちという。〝うつ〟は、撃つと注射を打つのかけことばだ。

医師が散弾銃攻撃から脱却できないのは、腕が悪いという個人的条件のせいばかりとはいえない。医学の理論が決め撃ちを可能とする水準に至っていないという事情もある。医療界は散弾銃的処方を規制する一方で、学会が発行したライセンスを持った医師や、学会へ高額な受講料を納めて講習会に出席した医師には弾数の制限を緩める協定を厚労省と結んでいる。

患者側には、薬への依存性の問題がある。ニコチン、アルコール、覚醒剤、麻薬、危険ドラッグなど、脳の機能に影響を及ぼす化学物質には依存性がある。ニコチンは気分を穏やかにする。覚せい剤では高揚感が味わえる。アルコールには快適な酩酊感がある。ヘロインには陶酔感がある。これらを報酬効果という。報酬効果を期待して摂取を反復するようになるのが依存だ。報酬効果は物質によって強弱がある。報酬効果が強い物質ほど、依存が形成されやすく、依存から脱しにくい。

報酬効果は物質の化学的特性のみによるものではない。心理的な要因によっても依存が形成される。その典型はギャンブル依存だ。不安の解消も心理的依存を形成する原因となる。眠れないという不安は睡眠薬依存の大きな誘因だ。肥満への警戒は小食習慣形成への誘惑となる。心理的報酬効果の虜となる行動には、インターネットによるゲームへの耽溺、過剰蓄財なども ある。

統合失調症の人にとっては、病状悪化への不安が抗精神病薬依存の強力な誘因となる。病状の進行は、社会的評価の低下、所属社会での孤立、職場への不適応など人生の暗い見通しに結びつくからだ。

宣伝や啓蒙で、統合失調症の唯一の治療法は抗精神病薬を服用することだと刷り込まれた患者や親族は、薬が無効であっても、有害作用に悩まされても、心理的依存が形成されると服薬をやめられなくなる。

XII 対応

暴力

●統合失調症と暴力

市民の多くは、戦時下でもない限り、暴力と無縁に過ごす。暴力に見舞われることはない。暴力を振るうこともない。

しかし、統合失調症の人はそうはゆかない。統合失調症と暴力は見過ごせない関わりがある。統合失調症の人が暴力の被害を受けることは少なくないし、統合失調症の人が暴力的な振る舞いをすることも珍しくない。

統合失調症の人には、子どもの頃、親、先輩、教師など、目上の人たちから暴力を振るわれていた人が多い。同じ学年児であっても、統合失調症の素質を持つ子は力関係のなかでは序列が低いところに置かれる。暴力の被害を受けることが多い。中学生語を借りて書くなら、「カーストの低いランク」に置かれる。

暴力を振るっている親や教師の多くは、それを暴行と認識していない。しつけや教育の一環だと思っている。カーストの高い位置にいる友人たちは加害行為だと認識していない。殴ることができる立場にいる人は、殴られるほうに問題があると考えている。

発病してからは、暴力を振るわれた個々の出来事の記憶は薄れ、自分が家庭や学校、友達仲間などの所属集団から理不尽に扱われた感情的な記憶が残って、不満を引きずる。

家族内では、子どもの体格がよくなると立場が逆転し、子どものほうが目上に対し暴力を振るうことがある。その場合は反抗とか家庭内暴力呼ばれる。

●家庭内暴力から始まる

統合失調症の暴力は家族間の問題・家庭内暴力として始まる。

・会話中に起きる

家人のことばに引っかかり、発言の仕方（返事）に、その言い方はなんだといった不満を表明しながら患者が暴力を振るう。

家族の手では満たしてあげることができない難しい要求を出してくるときに暴力行為が出現する。

理不尽なこだわりや無理な要求を家人が諫めているときに暴力行為が出現する。

・突然出会いがしらのように暴力行為が起きる

家人が部屋（自分専用の部屋とは限らない）に入ったとたんに患者が怒りや焦燥感情を爆発させて家族に暴力を振るう。家族が外出から戻ってきたときが多い。

・環境の変化に刺激されたように起きる

大きなバイクの音、街宣車のスピーカーから流れる音や近隣からの生活音に刺激されたように暴力を振るい始める。

・日常生活の習慣のように起きる

毎朝、家族が仕事に出かけた後、登校した後に、家に残っている家人に対し暴力を振るう。毎夕、仕事から帰ってくる家人に対し、家人には同意することができない内容の不満を述べながら破壊行為や乱暴をする。

・症状に負け、自分の感情を抑えられないときに暴力行為が起きる

幻聴に巻き込まれたように情緒不安定となり、それを紛らわすかのように暴力を振るう。

●身近にいる家族の苦痛

暴力には「身体的暴力」、「道具による暴力」、「精神的暴力」がある。

身体的暴力には、殴る、蹴る、踏む、髪の毛を引っ張る、馬乗りになる、体当たりをする、突き飛ばす、唾を吐く、などがある。

道具による暴力には、物を投げる、物を壊す、壁・床・建具・家具を壊す、穴を開ける、などがある。

精神的暴力には、死ね・殺せ・殺すと迫る、刃物を手にする、それを使う素振りをする、家族を家から閉め出す、夜中に家人を起こし眠らせない、などがある。

「お母さんは魔女だろう。箒に跨ってベランダから飛んでみろ」などと無理なことを要求する。謝罪を強要する。夜中に大声を出す、叫ぶ、泣く、わめく。長時間怒り続ける。ドラム、ラッパなどの楽器で大きな音を出す。大音量で音楽を聴く。

これらは、近隣への迷惑になると考える家族には苦痛となる。

苦痛に感じるのは、患者の行動のせいだけとはいえない。患者と身近な位置で生活し、患者に愛情を持っているからだ。

愛は人類だけが備えている感情だ。愛を実践するために行動を選択する生き物はヒトだけだ。たとえばトリ、猛禽類は弱いほうの雛を殺して、強いほうの雛の餌として与える。鳥類に見られる養育行為は、愛情ではなく生存のための資源を種の保存に有利な仔に集中する意図の表れと解釈することができるだろう。

愛情とは厄介なものだ。愛があると、その対象を支配下に置き、その行動をコントロールしたいという欲望が起きる。意のままにならない相手には怒りの感情が湧く。怒りを感じた相手に敗北感を与えたくなる。それゆえ、愛は家族間暴力の原因となる。

我が子の低能力を見ながら育てる親は、その弱点を補う方向に力を尽くす。尽くされるほど、子は自分の生存機能が低いことを思い知らされ、親の加護にしがみつく生活姿勢が強化される。しがみつかれた親は、愛がある故にしがみついてきた子と距離をとることができない。

新生児が手足をばたつかせ、泣き叫ぶ状態は、大人に抱擁して静かにさせたいという意思を誘発する。抱き上げられて機嫌が直った赤ちゃんを見ることは、大人の気持ちを穏やかにする効果がある。母乳を求め乳首を探索する動作は母親の授乳の意欲を引き出す。赤ちゃんが満足した様子を見て、母親は満ち足りた気持ちになる。赤ちゃんの世話をすることによって、大人は気分がよくなるという報酬感情を得ることができる。遺伝子の機能の現れだ。

育児はＤＮＡに刻み込まれた本能にもとづく行為だ。しかし、生き物のすべてが、遺伝子の指示に従って育児をするわけではない。遺伝子が行動の指令を怠らないのであれば、すべての親は育児に満足と悦びの感情を抱くはずだ。実際はそうではない。遺伝子が育児行動の指令を出すことをさぼることがある。

キリングワース・ＭＡの「人は何をしているときに幸福を感じるか」という調査データでは、子どもの面倒を見ているときと答えた人の率は高くない。料理、食事より低い。ちなみに幸せ度を最も高く感じる行為は性交であった（池谷祐二と中村うさぎの対談書から引用）。

好き嫌いの感情にもとづいて我が子をえこひいきして育てる親は少なくない。なつかない子に対する育児放棄や虐待が絶えない。育児にみられる感情には、優しさと自己犠牲、残酷が表裏一体となっている。

子どもに対する感情は、子ども好き、無関心、子ども嫌いの三つに分かれてゆく。遺伝子の指図の強弱によるところと、神経細胞回路網の後天的な形成のされ方、つまり学習の違いにもとづくことであろう。

子どもは親の育児機能の遺伝子のすべてが自分に向けられているとの前提というか、偏見の下で成育している。それは当然のことでもある。育児の本能は、生まれたときにはすでに子どもの脳にも備えられているからだ。

この本能に支配されている子どもの側は、親の遺伝子が休眠している可能性を想定していない。状況が我が親に育児機能の発現を許容していないことを知らない。子どもは親を全面的に信頼し、依存しつつ成育している。それゆえ、その信頼が裏切られたと感じたときの反動は深刻である。

●病状の軽重と暴力行為の軽重

暴力への対応は、患者が軽症か、重症かを念頭に置きながら、「緊急避難的なその場しのぎ」と「長期的な対応」に分けて考えることが実務的だ。

病状の重軽の判断は、言動のどこに着目するかで異なる。

言動内容の逸脱の程度に着目する見方がある。粗暴行為や放火など世間が重大犯罪とみなす逸脱行為が激しいタイプを重症、迷惑言動程度の行為なら軽症と評価する考えだ。

その見方とは別に、治りにくさに着目する評価がある。統合失調症の人のかなり（約三割）の人は自然治癒する。このタイプを軽症とする。自然治癒をしないタイプを重症と考える。

この見方では、薬を変えても、量を増やしても、対話を重ねても、処遇を工夫しても悪化の一途を辿るタイプを重症と考える。

この二つの見方はしばしば相反する。経過の軽重と行為の軽重には相関関係がないからだ。逸脱の程度が重い人が、治りにくいとは限らない。むしろ過激な行動は一時的で、消退しやすいことが多い。

実務的には、学習効果を患者の生活ぶりから見取ることが有効だ。自分の失敗から学ばず、「運が悪かった。こんなことは滅多にない。もう大丈夫だ」と言って、学習効果がないタイプは重症だ。失敗を糧に自分の言動を修正できる人は軽症だといえる。

●軽度の暴力

暴力的行動をしている患者は自分の行為の影響の察知に鈍感である。認知機能の弱さゆえだ。「迷惑です」と言われなければ、迷惑をかけていることに気づかない。迷惑だとはっきり伝えるのがよい。

怒鳴られたら、両手で耳を塞いでしゃがみ込むのがよい。

殴られたら大げさに痛がるのがよい。痛さで動けなくなった振りをすることだ。痛がっているのを見て図に乗ってくるのであれば、病気よりも性格のほうを考えるべきだ。病気よりも性格を考えるという意味は、暴力行為を属病行為と解釈するか、属人行為と理解するかの問題である。現実には両者の判別は難しい。この難しさは統合失調症の人の言動の解釈にいつもついて回る。

●ことばによる暴力

口による暴力（粗暴な発言）に対しては、刺激しないこと、反論しないことが基本だ。逆らわず、できるだけ穏やかな表情を維持して、相手の発言をひたすら頷きながら見守る。興奮状態は長くは続かない。相手は必ず疲れる。疲れるのを待つ方針がよい。

話が同道巡りとなってきたら、要点をまとめて復唱し、つまりこういうことだねと確認を求める。頷いてくれたら話題を変える。

●腕力的な暴力

腕力的暴力に対しては、患者を置き去りにして、その場から離れるのがよい。家出をすることができるなら、そのまま他所に泊まる。患者の妹のほうに暴力が向かいそうな場合の安全対策としても、妹のほうを連れ、本人を置き去りにして家を出ることが有効だ。

家出をした後は親類などに時折覗いてもらう。患者が落ち着いているのを見計らって、戻ってからの生活方針を冷静に話し合う。いつまでも冷静にならないようだったら入院させるほかはない。

患者を一人にして置けない事情がある場合は、他人に同席してもらう。何かをしてもらうわけではない。ただ、他人にいてもらうだけでよい。会話が通じなくてもかまわない。他人がいるだけで、統合失調症の家庭内暴力は収まる。来てもらう他人は、近所の人、作業所などの仲間やスタッフ、ピア（病友）、訪問支援の人など誰でもよい。

そのためにはいざというときに来てくれる間柄の人を作っておく必要がある。人の出入りがある家（風通しがよい家庭）にしておく必要がある。閉鎖的な家庭に家族内暴力は発生する傾向がある。両親のふだんの家庭運営の方針が重要だ。

●激しい暴力

警察に助けを求めるとよい。警察官以外が市民の暴力を制圧することは違法であるという理由もあるが、統合失調症の人は制服警官に囲まれるだけで、暴力をやめる特性がある。

警察に助けを求めるときには注文をつけないことだ。注文をつけるとは、私服で来てほしい、とかサイレンを鳴らさずに来てほしいなどということだ。注文をつけると、事件が起きていない段階では警察は出動できませんと断られる。

警察に助けを求める時は、家族は冷静でないほうがよい。警察官に来てほしい「場所」だけは明確に伝え、それ以外はうろたえている雰囲気で、助けてくださいの一点張りがよい。注文をつけなければ、とりあえず警察官が来てくれる。

警察官の役割は事態を医療機関か保健所へつなぐところまでだ。法律（警察官職務執行法）は「警察官は精神障害者が関わる事件は、速やかに医療機関につなぐべし」となっているからだ。そこから先の国の関与は保健所の役割である。

●保健所に対応を求める場合

かつては精神病者から地域の安全を守る役割は警察（内務省）が担っていた。昭和二〇年代から、その役割が保健所（厚生省）に移された。警察は保健所を補完する立場に後退した。

現在、建前では警察と保健所が協力して対応するとされているが、日本の行政は縦割りだ。縄張りが決まると、互いに領域侵犯を控える文化がある。ことが精神障害者の行為である、と察知すると警察は消極的になる。「保健所にお任せしましょう」になる。

ところが、保健所は市民が願うようにはてきぱきとは動いてくれない。会議を開いて検討しますといった返事があるが、その会議をいつ開くのか、それから先はどういう段取りで対処するつもりなのか、それがどの段階まで進んでいるか、といった途中経過は教えてくれない。過程を公開すると、かえって事態がもつれることがあるからのようだ。役所の中は市民にはブラックボックスである。

法律（精神保健福祉法）には、緊急措置、緊急移送の決まりが規定されているが、保健所が実際に緊急対応を発動することは極めてまれだ。役所は、法が定めた手順に従ってしか動かない。支援の要請に、「検討します」という返事があるものの、一向に動いてくれないと市民が感じるのは、保健所が法律の決まりを杓子定規に遵守するからだ。

保健所が迅速に動く唯一の場合は、引きこもりの人が触法行為をしている場合である。

かつて新潟県で、引きこもりの青年が、女性を長期に監禁するという事件があった。このときの親や保健所や警察の対処は無策そのものであった。この事件は行政機関のトラウマとなった。以後これに類した引きこもりの人の触法事件については、例外的に保健所は直ちに介入するようになった。

●医療保護入院

警察官が来てくれたら、警察官が我が家から引き揚げる前に、家族（警察官ではない！）が精神科病院に連絡をとって医療保護入院の段取りを運ぶことが現実的だ。

知的障害者、人格障害者、認知症の高齢者を含め、市民には精神障害の人は多い。警察官が精神障害者と関わらざるをえない出来事は日常的だ。警察には精神障害者と近親者のトラブルを超法規的に

（気を利かして）解決している経験が豊富だ。超法規的措置とは、警察官職務執行法や精神保健福祉法に規定されていな市民向けサービスという意味だ。超法規的措置であるから、そのサービスを利用することは市民の権利として保障されているわけではない。というよりも、超法規的措置は表向きには行われないことになっている。

保健所の職員や警察官は公務員である。公務員は恣意的に行動することはできない。とはいうものの、警察官は地域にいる市民でもある。地域の精神科病院の事情に詳しく、市民の困りごとに面倒見のよい警察官が、状況に合わせた助けをしてくれることがある。精神科病院とのタイアップはその一つだ。

●かかりつけ医としての精神科クリニック

医療や福祉の現場では超法規的対応を必要とする事態が頻繁に出現する。超法規的対応は両刃だ。ことが円滑に運んだ場合は関係市民に感謝をしてもらえる。しかし、歯車がかみ合わずに事態が進行してトラブルに発展すると、配慮した当事者が窮地に立たされる。そのためもあって、警察官は超法規的対応を行うことに消極的だ。

精神医療には「社会的入院」という用語がある。これも法律（医療法や精神保健福祉法）には存在しない超法規的用語だ。表向きには、社会的入院は存在しないことになっている。

市井には精神科クリニックが多い。そのなかには、日頃から行政や精神科病院との付き合いを気さくにおこなっていて、それらの機関の職員に一目置かれている世間知が豊かな医師が少なくない。クリニックや精神科医を見分けて、我が家と相性がよい医師をかかりつけに選んでおくことをお勧めする。

●暴力を防止するには優しく親切な対応を

暴力の防止には愛は必須ではない。暴力を防止する最強の武器は、親切である。愛がなくてもかまわない。優しく親切に対応することを忘れなければ、かなりの場合は、険悪な事態が起きることは避けられる。気取った表現をするなら、ホスピタリティ、もてなしの姿勢だ。たいていの隣人との付き合いにも通じる原則だろう。

しかし、優しく親切に接することが万能であるとか、統合失調症の人との間に起きる険悪な事態をすべて回避できるとまで楽観的な主張をするつもりはない。統合失調症がもたらす困難と苦悩は、寄り添えば混乱行動に発展することが避けられるといえるものではないからだ。

事例を挙げる。ある農村の素封家に息子がいた。子どもの頃から勉学に秀で将来を期待されていた。通学に時間を要する遠方の有力な進学校を経て（お受験作戦に成功して）、東京大学に合格した。中学からの同級生に彼に思いを寄せる少女がいた。高卒間もなく双方の親の意向もあって、二人は許婚となった。大学二年の春、彼は突然精神変調をきたした。講義に出席しなくなり、サークル室では相手かまわず議論を仕掛け、泣いたり笑ったり感情が不安定となった。下宿先では眠らず大声をあげていた。大学から休学療養を勧められた。親は田舎へ連れ帰り入院させた。

外泊許可が出ると許嫁を訪ねて、まとまりのない話をしていた。理解不能の話に付き合わされることが続き、許嫁の気持ちが離れていった。双方の親が話し合いの結果、二人の婚約は解消となった。状態が安定したとされて退院した数日後、彼は元許婚宅を襲い、娘とその親に重傷を負わせた。双方の両親と許嫁の女性は、五人とも穏やかな人柄である。傷害事件後も、元許嫁とその親は彼の業病に同情し彼の先の人生を心配していた。優しく親切な対応だけでは、傷害事件を防止することはできなかったのである。優しさと親切は統合失調症の人と付き合うにあたって、必要なミニマムであるが万能ではない。

精神科病院

●精神科病院の実際

家族からの入院要請に対して、精神科病院は患家の窮状に親身になってくれる施設ではないと考えている市民がいるが、実際はそうではない。というのは、精神科医療機関の八割は私的経営だから営利主義でなくても、空床が続けば、病床を埋めようとする意図が働く。お高くとまっているように見えても、基本的には病院は入院希望者を歓迎する体質なのだ。

かつては、入院患者をスカウトするために一般の（非精神科）病院や役所を訪問する営業的役割の渉外係というスタッフがいたほどだ。現在もその慣習を踏まえた職種の職員がいる病院が多い。近代的な運営をしている病院には精神保健福祉士や医事相談係、ケースワーカーなどの肩書きの職員がいて、杓子定規的でなく相談に乗ってもらえることが多い。

精神科病院に入院している患者のタイプは多彩だ。大抵の病院は、患者のタイプ別に病棟を編成して運営している。薬物やアルコール乱用の患者と統合失調症の人を、あるいは若者の患者と認知症の老人患者を、精神障害者であることは共通だとして平等主義的に処遇するわけにはゆかないからだ。

その時どきで入院している患者のタイプは偏在する。病院全体として空床があっても、患者のタイプによっては受け入れ要請に応えられない事態がしばしば生じる。市民からは、空きがあるのに不親切ではないか、という不満を招かれることになる理由だ。

●身体拘束は廃絶すべきだが……

統合失調の治療と対応について特有の制約がある。それは、医療技術で症状のすべてを制御できないという限界と、統合失調症の人の言動に不寛容だという世間の特性からくる。そして、関係者には立場の違いがあって、共通の目標を持つことができないという現実が加わる。関係者とは、医療者（医師、看護師、心理職）、患者の親族、患者の隣人、行政職（警察官、保健所職員、生活支援担当者）、福祉職（支援施設職員、ソーシャルワーカなど）のことだ。その制約のなかで、我々医療者は業務のフォーマットを作成しなければならない。

論点が散漫となることを避けるために課題を暴力に絞る。ありふれた切実な例に「身体拘束」がある。

関係者に「身体拘束」を肯定する人はいない。推奨する人もいない。患者自身もいやでないという人はいない。すべての人が廃絶すべき行為だとの考えで一致している。ところが、その実現については、患者と関係者は一致できない。

身体拘束は難しい問題だと関係者は口々に言う。しかし少しも難しくはない。解決策はわかっている。人手をつぎ込みさえしたらよい。人手をつぎ込むとは、そのためにお金をかけるということだ。それが実現できない。お金をかける能力がないのか、お金をかけたくないかのどちらかだろう。世間はそのことを認めたがらない。代わりに、人権意識を高める、患者に十分な説明が必要、患者の権利擁護者を設定する、介護職に研修を課す、などと発言することで自分は責任を果たしたという認識にある。

暴力への対応に難儀する事態は統計的には多くはない。多くはないがまれではない。その少ない事例にマンツーマンで対処する体制をとるというのでは費用対効果の観点から受け入れ難いというもっともな意見がある。地域からそのような患者を一箇所に集めて、複数のスタッフが世話をする体制を敷くことにするなら、経費的には多少の節減が期待できるだろう。しかし、そのような病棟病室ができたとしても患者やその親族はそのような場所に入れられることを望まない。

●本人に入院の理由を説明

法律上の形式には、精神科病院への入院は、本人の自発的な意志にもとづく入院（任意入院）と医師や行政の判断による強制入院（医療保護入院、措置入院）の区別が設けられている。

しかし、立場が強い側が弱い側に言う「自発的」の表現はまやかしだ。前の戦争の時、特攻隊員は自発的志願者から選ばれたとされた。実際は手を挙げたのは、手を挙げざるをえない状況に追い込まれた青少年たちだったことを市民は知っている。

法律上は任意入院だといっても患者にとっては、強制されての（非自発的な）入院である。諸般の事情や近親者の意向に従わざるをえないからだ。

入院させると近親者は、一段落という心境になりがちだ。家族は入院に至るまでの事情を忘れてしまったのではないかと感じられるようになることがしばしばだ。

実際は入院させてからのほうが大事なのだが、見舞いに行ったときの話題は、いじめに遭っていないか、看護師は親切か、ご飯をちゃんと食べているか、といったとりとめのない会話に終始してしまう家人が多い。

入院させたら、翌日から、入院に得心していない患者の気持ちと、入院させざるを得なかった近親者の事情との、擦り合わせを始めることが肝要だ。

具体的には、見舞いに病院へ行くたびに、なぜ入院させざるを得なかったのかを患者に説明することだ。患者は案外それを理解していない。患者が、なぜ入院させられたかを理解することは、退院して家庭に戻るために欠かせない。

一対一では感情的になるので話しにくい間柄となっているのなら、面会時に看護師などのスタッフの同席を求めるのがよい。そこで家人から得た情報はスタッフにとっても参考になる。

退院してから、入院させた理由を思い出話のように患者に聞かせる家人がいるが、好ましいやり方ではない。（今はそういう状態ではないので）いつまでも嫌みを言う、と患者の反発を招くからだ。いやな思い出を蒸し返されることは誰にでも不快な体験だ。患者に不快な話題は入院中に済ませてしまうことが望ましい。

家族会

●参加すれば知識や情報を得やすい

長期的な対応として有用なことがある。それは、地域に家族会があれば、参加することだ。家族会の所在は、保健所や市区町村の難病や障害者の支援担当窓口で教えてもらえる。家族会会員は、家族に重症の患者がいる人がほとんどだ（八割以上が障害者手帳一、二級）。

家族会での調査（蔭山正子ら）によると約六割の患者は、家族に対して暴力行為があったという。家族会では会員から体験や対応の知識を学ぶことができる。

患者の拒絶のために長いこと実家に入ることができなかった親族が、家の傷み具合を点検するという口実で大工を同伴して家に入るきっかけを作った。また、仏壇にお経をあげてもらうという口実を作って僧侶と家の中に入る工夫をした人がいる。家族会で得た知識を活用したそうである。

家族会では、地域の精神科クリニックの特徴の情報も得られるという利点もある。ただし、情報は玉石混交であるので、家族会で得た情報は鵜呑みにせず、吟味して活用することだ。

自殺

●自殺率は高い

統合失調症の人が自殺する率は高い。統合失調症患者の長期（四〇年間）調査のなかには、自殺率は二割以上という報告がある。

宇田川雅彦がある精神科病院で行った調査では、自殺した統合失調症の人のうち、急性期の幻覚や妄想、興奮などの症状が活発な時期に自殺した人は全体の六％であった。あとの大部分は、急性期の症状が一部を残してほぼ消滅した不完全寛解や、精神病症状が目立たなくなった寛解期に入ってから自殺が起きていた。この結果から、宇田川は、統合失調症の自殺は経過中のどの時期でも起こりうると指摘した。

急性期の自殺は、カタトニー症状である混乱の反映によるものと思われる。急性期に自殺率が低いのは、この時期の患者はカタトニー症状に翻弄されているので、自殺実行にまでは思いが及ばないからだろうとする解釈がありえるだろう。統合失調症を発病したという理由だけで死にたくなるという人は滅多にいない。発病にともなって死にたくなる事情が発生するから自殺する。

急性期を越えてからの自殺が大半ということは、自分の人生の見通しに失望することが自殺惹起の要因である可能性が大きいことを示唆している、と私は考えている。

統合失調症の人たちの自殺の防止は、患者の症状軽減だけでは不十分だ。福祉施策の充実を含めた世間のありかたの改善が重要だ。その自殺願望は本物か、と議論することには意義はない。死にたくなる事情が薄まれば、死にたい気持ちも薄れる。

現世から逃避したい願望に、人生はリセット可能であるとの妄想が加わるまでには、ある程度の時間がかかる。混乱した時期が過ぎ、先のことを考えることができるようになると、世間が自分や自分の病気をどう考えているかの理解が進み、死にたくなるようだ。暗闇に慣れたころ、絶望の暗黒の世界にそれまで見えていなかったあの世という明かりがあることに気がつく。その明かりに引き寄せられるのだろうと私は思う。

アメリカでは自殺を、自分を対象とする殺人と呼ぶらしい。キリスト教文化の地らしい表現だ。自殺は殺人と評価されているアメリカでも統合失調症の人の自殺は少なくない。

カルドウエルとゴッテスマンは、統合失調症の人の自殺の危険性を、疾病特異性が低い要因と、統合失調症に特異的な要因の二つに分けて考察している。

疾病特異性の低い要因として、男性であること、社会的孤立、うつ気分、絶望感、自殺企図の既往、家族の自殺、独身、仕事がない、病気による能力の低下、最近の喪失体験または拒絶された体験、援助の不足、家族内の不安定などの項目を挙げている。

統合失調症に起因する特異的な要因としては、若年の男性であること、再燃の繰り返しと慢性化、退院後の重い精神病理と能力の低下、障害の気づき、将来に悲劇的な見通しを持つこと、さらに精神機能が悪化することへの恐れ、治療への過度な依存、治療への不信感の項目を指摘している。

●自殺の予知はむずかしい

自殺の兆候を察知できたといわれることがあるが、予知が的中することはまぐれだ。現実は自殺を予知することは不可能だ。

ある調査では、自殺の実行に先だって、次のような行動があったと報告されている。参考までに列挙する。

・突然ギャンブルにのめり込む
・酒量が増える
・洗顔、着替えなどの日常的な行動を億劫がる
・イライラする様子が見られるが傍の人にはその理由がないように見える
・集中力が低下して仕事や勉強の能率が落ちる
・唐突に手紙や写真の処分を始める
・一人でいることをいやがる
・自殺をほのめかす発言がある
・誰とも話そうとしなくなる。話しかけられても上の空
・大切にしてきたものを人にプレゼントする

●自殺の気配を感じたら話しかける

自殺は予知が困難であるうえに、防止はそれ以上に難しい。というより防止は不可能だ。飛び降り、飛び込みは一瞬だし、縊首は三分間呼吸が停止すれば、死に至る。

自殺の気配を感じたら、手段となりそうなものを取りあげ、見張るしかない。しかし、隙間なく人

を見張ることはできない。

比較的有効だと思われる防止策は、危ないなと感じた人とは頻繁に会う機会を設けることだ。会って、せっせと話しかける。

話しかけるのは、一度に長時間よりも、短時間を頻回のほうがよい。話題は些事でよい。挨拶だけでもよい。人は人によって癒される。

医療の場においても、自殺のリスクが高い患者については一週間間隔の受診ではなく、週二回の通院を、慢性的な自殺願望を持つ患者には長期投薬を避け、毎週通院してもらうことを里村淳は勧めている。

孤立

●支援する社会システムの整備を

群れを作って（社会を構成して）生活することを特性としている人類は、一人だけで生きてゆくことは難しい。

統合失調症の人には社会集団を捌いて暮らすことが下手だ。このため、一人で生活をせざるをえなくなっているという人が少なくない。その原因は個人的な問題と、社会のあり方の問題の二面がある。

個人的な問題とは、これまで挙げたように周囲の人の意図を読み取る機能やコミュニケーション機能が低く、人と折り合って暮らすことが不得手であることだ。社会のあり方の問題とは、そのような市民を受け入れたがらない、排除しようとする社会の習性だ。

判断に合理性が欠けやすいことは統合失調症の疾病特性であるが、その特性のうえに、この二つの問題が相乗して、患者は社会的孤立と不器用な暮らしを余儀なくされる。支援してくれる人の社会的ネットワークや相談に乗ってくれる人、批判してくれる人に恵まれず狭い社会的視野のなかで、行為の選択をせざるをえない。

不合理な判断は、詐欺の被害に遭うといった個人的被害の原因となる。非社会的行為のため、世間の平穏を脅かすことがある。その結果、患者はさらなる社会的孤立を招くという悪循環に陥る。

対策は、統合失調症の人が合理的な自己決定ができるように支援する社会的なシステムを整備することだ。そのシステムは同時に、セーフティネットの性格を持つので、誰でも利用することができて、しかも、強制力を備えていることが必要だ。ネットワークの運営は篤志家の善意をあてにするものでなく、公共が運営にあたることが望ましいと私は考える。

おわりに

統合失調症のメカニズムはいまだ明らかでない。特徴的言動のいくつかに着目して診断をするという段階にある。

統合失調症とはどのような病気であるかについて、とりあえずの取り決めが成立している段階であるが、その取り決めが正しいかどうかもまだわからない。

その特徴とされる症状（言動）はこの病気に特異的（この病気のみに見られる現象）であるとはいえない。他の精神障害にも見出されるのみならず、ときには精神障害とはいえない市民にも認められる。この特性のため、統合失調症が病気の一つであるとの市民の合意を得るまでには、有史以来長い期間を要した。

統合失調症の経過は、自然治癒する場合と、重症化の一途を辿る場合がある。その違いを決める要因も不明である。その現況のなかで、薬剤による治療的対応が模索されてきた。症状の一部に対しては、制御可能な薬剤が開発されている。

引用文献

American Psychiatric Association: Diagnostic and Statistical Manual of Mental Disorders : DSM-5 American Psychiatric Publishing, Washington ,DC, 2013

アリエティ・S（近藤喬一　訳）：アリエティ　統合失調症入門 - 病める人々への理解、星和書店、東京、二〇〇四

池谷祐二、中村うさぎ：脳はこんなに悩ましい、新潮社、東京、二〇一三

池渕恵美：「陰性症状」再考 - 統合失調症のリカバリーに向けて、精神神経学雑誌一一七巻三号、一七九頁、二〇一四

糸川昌成：統合失調症が秘密の扉をあけるまで、星和書店、東京、二〇一四

鵜飼克行、小阪憲司：日本における石灰沈着を伴うびまん性神経原繊維変化病（小阪・柴山病）、精神神経学雑誌一一九巻七号、四六三頁、二〇一七

宇田川雅彦：精神分裂病患者の自殺、こころの科学六三号、一九九五

小川　郁：病態から症状の原因を判断、患者が感じる苦痛度は様々、日経メディカル二〇一三年二月号、九九頁

尾崎紀夫：精神障害中の「未診断難病」について、精神神経学雑誌一二〇巻二号、三頁、二〇一八

蔭山正子、他：精神障がい者の家族が受ける暴力 - 私たち支援者が向き合うべきこと - 上廣倫理財団研究助成研究成果物（代表　蔭山正子）、東京大学、東京、二〇一六

風祭　元、山下　格　編：統合失調症、日本評論社、東京、二〇〇五

功刀　浩：精神疾患の脳科学講義、金剛出版、東京、二〇一二
コクラン・G、ハーペンディング・H（古川奈々子　訳）：一万年の進化爆発‐文明が進化を加速した、日経BP社、東京、二〇一〇
ゴッテスマン・II（内沼幸雄、南光進一郎　監訳）：分裂病の起源、日本評論社、東京、一九九二
後藤秀機：神経と化学伝達、東京大学出版会、東京、一九九七
コール・JD（小此木啓吾　監訳）：乳幼児精神医学、岩崎学術出版社、東京、一九八八
サテル・S、リリエンフェルド・SO（柴田裕之　訳）：その〈脳科学〉にご用心‐脳画像で心はわかるのか、紀伊國屋書店、東京、二〇一五
里村　淳：精神科診療所における自殺対策について、精神神経学雑誌一一九巻六号、四〇〇頁、二〇一七
鈴木光太郎：ヒトの心はどう進化したのか、筑摩書房、東京、二〇一三
鈴木宏昭：教養としての認知科学、東京大学出版会、東京、二〇一六
WHO（融　道男、他　監訳）：ICD10‐精神および行動の障害、医学書院、東京、一九九三
トーリー・EF（南光進一郎、中井和代　訳）：統合失調症がよくわかる本、日本評論社、東京、二〇〇七
トーリー・EF（志村正子、野中浩一　訳）：分裂病と現代文明、三一書房、東京、一九八三
長嶺敬彦：生命をつなぐドパミンの物語‐抗精神病薬の薬理から、七八頁、中外医学社、東京、二〇一二
脳の世紀推進会議　編：脳の発達と育ち・環境、クバプロ、東京、二〇一〇
橋田浩一、他：岩波講座　認知科学一　認知科学の基礎、岩波書店、東京、一九九五
ブロットマン・M（河添節子　訳）：刑務所の読書クラブ‐教授が囚人たちと一〇の古典文学を読んだら、原書房、東京、二〇一七

引用文献

ヘル・D、フィッシャー=フェルテン・M著（植木啓文、曽根啓一 監訳）：みんなで学ぶ精神分裂病－正しい理解とオリエンテーション、星和書店、東京、一九九六
ボーリガード・M（黒澤修司 訳）：脳の神話が崩れるとき、角川書店、東京、二〇一二
マクドナルド・C、他 編（功刀 浩・堀 宏明 訳）：統合失調症の常識は本当か、培風館、東京、二〇〇九
宮川 剛：「こころ」は遺伝子でどこまで決まるのか、NHK出版、東京、二〇一一
米田衆介：アスペルガーの人はなぜ生きづらいのか？－大人の発達障害を考える、講談社、東京、二〇一一
渡邉正孝：思考と脳、サイエンス社、東京、二〇〇七

著者について

北山大奈（きたやまだいな）

医学博士、正和会協和病院名誉院長、奈良県生駒市精神障害者家族会「ひだまり」副会長

健常と病のはざま

統合失調症を読み解く

2018年9月1日　初版　第1刷　発行

定価：本体1,400円＋税

●

著

北山大奈

●

発行所

株式会社プリメド社

〒532-0003 大阪市淀川区宮原4-4-63

新大阪千代田ビル別館

tel=06-6393-7727

http://www.primed.co.jp/

振替 00920-8-74509

ISBN978-4-938866-64-8